Mourad Boukheloua
Souad Chelghoum

Síndrome cardio-renal :

Mourad Boukheloua
Souad Chelghoum

Síndrome cardio-renal :

no cruzamento da cardiologia e da nefrologia

ScienciaScripts

Imprint

Any brand names and product names mentioned in this book are subject to trademark, brand or patent protection and are trademarks or registered trademarks of their respective holders. The use of brand names, product names, common names, trade names, product descriptions etc. even without a particular marking in this work is in no way to be construed to mean that such names may be regarded as unrestricted in respect of trademark and brand protection legislation and could thus be used by anyone.

Cover image: www.ingimage.com

This book is a translation from the original published under ISBN 978-620-3-45892-3.

Publisher:
Sciencia Scripts
is a trademark of
Dodo Books Indian Ocean Ltd. and OmniScriptum S.R.L publishing group

120 High Road, East Finchley, London, N2 9ED, United Kingdom
Str. Armeneasca 28/1, office 1, Chisinau MD-2012, Republic of Moldova, Europe
Printed at: see last page
ISBN: 978-620-6-22232-3

Prefácio

Depois da síndrome hepato-renal e da síndrome pneumo-renal, foi recentemente descrita uma nova síndrome que envolve uma interação estreita entre dois órgãos nobres, o coração e o rim, sob a designação de síndrome cardio-renal (SRC), definida pelo impacto mútuo da disfunção de cada órgão.

As patologias cardíacas e renais consideradas isoladamente são frequentes, pelo que a sua coexistência não é rara, tornando a SRC uma entidade diagnóstica cada vez mais reconhecida, embora de difícil apreensão, com uma morbilidade e mortalidade não negligenciáveis quando comparada com a ponta de um iceberg que esconde uma série de complicações formidáveis.

Novos dados sobre o mecanismo fisiopatológico permitiram-nos definir melhor o problema e otimizar o tratamento com novas opções terapêuticas.

Em todo o caso, a síndrome cardio-renal é prejudicial para a saúde, devido ao seu prognóstico, e para o Estado, devido ao seu custo, e merece uma colaboração incessante entre o cardiologista e o nefrologista, os dois pioneiros que têm a capacidade de gerir da melhor forma este flagelo.

Mourad BOUKHELOUA

Prefácio

Existem poucos livros de texto que descrevem a patologia cardio-renal, mas a interação entre estes dois órgãos nobres e as dificuldades inerentes à tomada de decisões diagnósticas e terapêuticas levaram-me a mim e ao meu colega de cardiologia, o Professor Mourad Boukheloua, a publicar este livro.

A colaboração entre cardiologistas e nefrologistas nasceu da necessidade de aconselhamento médico mútuo e dos desafios encontrados diariamente para otimizar a gestão dos doentes com síndrome cardio-renal.

Este manual é uma revisão da literatura recente, com alguns casos clínicos reais ilustrados, e destina-se a: externos, internos de medicina, médicos de clínica geral e até especialistas (cardiologistas, nefrologistas, internistas, etc.). O seu objetivo é sensibilizar a classe médica e paramédica para esta síndrome.

Em conclusão, gostaria de dedicar este livro a todos os meus colegas, residentes e estudantes de doutoramento que trabalham com doentes com insuficiência cardíaca e renal.

Souad Chelghoum

Abreviaturas

Ag II: Angiotensina II
AHA: Associação Americana do Coração
ARB II: antagonista dos receptores da angiotensina II
ARNI: inibidor da neprilisina do recetor da angiontensina
AVP: Arginina/vasopressina
BNP: péptido natriurético cerebral
CMD: cardiomiopatia dilatada
COVID 19: doença do coronavírus 19
PCR: Proteína C-reactiva.
CRT: terapia de ressincronização cardíaca
CDI: cardioversor desfibrilhador implantável
LVAD: dispositivo de assistência ventricular esquerda
eGFR: taxa de filtração glomerular estimada
T2DM: diabetes tipo 2
RCT: ensaio clínico aleatório
MRA: ensaio aleatório multicêntrico
EER: depuração extra-renal
FEVE: fração de ejeção do ventrículo esquerdo
Hb: hemoglobina
ICFEP: insuficiência cardíaca com fração de ejeção preservada
ICFEr: insuficiência cardíaca com fração de ejeção reduzida
HTA: hipertensão arterial
HD: hemodiálise
HVE: hipertrofia do ventrículo esquerdo
IC: insuficiência cardíaca
ICC: insuficiência cardíaca crónica
CDI: insuficiência cardíaca direita
Inibidor da ECA: inibidor da conversão enzimática
IL1: interleucina tipo 1
IL6: interleucina tipo 6
IRA: insuficiência renal aguda
DRC: insuficiência renal crónica
MRI: imagem por ressonância magnética
ESRD: doença renal em fase terminal

DCV: doença cardiovascular

NADPH: Nicotinamida Adenina Dinucleótido Fosfato de Hidrogénio

NT-proBNP: péptido natriurético cerebral N terminal

NYHA: Associação cardíaca de Nova Iorque

OD: átrio direito

PIA: pressão intra-abdominal

CVP: pressão venosa central

ERO: espécies reactivas de oxigénio

SCA: síndrome coronária aguda

CRS/RCS: síndrome cardio-renal/renocardíaco

SGLT2: transportador de sódio/glicose 2

S-ICD: desfibrilhador cardioversor implantável subcutâneo

SNS: sistema nervoso simpático

SRAA: sistema renina angiotensina aldosterona

ST2: supressão da tumorigenicidade 2

TAPSE: excursão sistólica do plano anular tricúspide

TNF a: fator de necrose tumoral alfa

TWEAK: indutor fraco de apoptose relacionado com o TNF

VE/R: ventrículo esquerdo/direito

ÍNDICE

I. INTRODUÇÃO

A síndrome cardio-renal (SRC) é um termo que geralmente se refere à disfunção colectiva do coração e dos rins, desencadeando uma série de mecanismos de feedback e causando danos a ambos os órgãos.

A primeira menção ao termo síndrome cardio-renal (SRC) remonta à reunião de 2004 do grupo de trabalho do National Heart, Lung, and Blood Institute para avaliar a interação entre o coração e os rins, um termo que se refere à disfunção do coração e do rim na origem de uma cascata de reacções que danificam estes dois órgãos (1).

Embora as definições anteriores de RSC se tenham centrado no impacto cardíaco da doença na disfunção renal, sendo a insuficiência cardíaca (IC) o arquétipo da doença cardiovascular que causa disfunção renal na RSC, na sequência dos vários tratamentos administrados para aliviar o estado de congestão secundário à insuficiência cardíaca, levando a uma deterioração da função renal manifestada por uma redução da TFG, foi recentemente dada uma nova definição, mais abrangente: "uma doença do coração ou do rim em que a disfunção aguda ou crónica de um órgão conduz a uma disfunção aguda ou crónica do outro".(1).

Embora o termo SIR seja habitualmente utilizado em todo o mundo para designar a interação fisiopatológica entre dois órgãos, uma classificação recente das SIR proposta pela 7ª conferência de consenso Acute Dialysis Quality Initiate descreve a síndrome como estando dividida em duas categorias: síndromes cardio-renais, quando a disfunção cardíaca conduz à disfunção renal, e síndromes renocardíacas, quando a disfunção renal primária conduz à disfunção cardíaca (1,2).

A fisiopatologia da RSC envolve múltiplos mecanismos (hemodinâmicos, neuro-hormonais, inflamatórios e de stress oxidativo). Na prática clínica, é muitas vezes difícil identificar o fator primário da disfunção orgânica, especialmente quando a diabetes, a hipertensão e a aterosclerose afectam a função de ambos os órgãos, e as relações causais nem sempre são óbvias, havendo uma considerável sobreposição entre estas entidades. (3).

É importante compreender os diferentes mecanismos envolvidos na propagação desta síndrome, tendo em conta o envelhecimento da população, a exposição cumulativa mais longa a factores de risco comuns, como a hipertensão, a obesidade, a diabetes e as doenças vasculares, bem como os progressos da gestão terapêutica, dos equipamentos e dos dispositivos que permitem melhorar o prognóstico dos doentes com DRC.   É provável que a prevalência da doença renal crónica (DRC) e da insuficiência cardíaca continue a aumentar (4,5).

II. CLASSIFICAÇÃO

Com base na fisiopatologia, dependendo do órgão primário na origem da disfunção e da rapidez do início agudo ou crónico, mas também da presença de doença sistémica que afecte outros órgãos para além do coração e do rim, surgem cinco subtipos desta síndrome, como mostra a Figura 1.

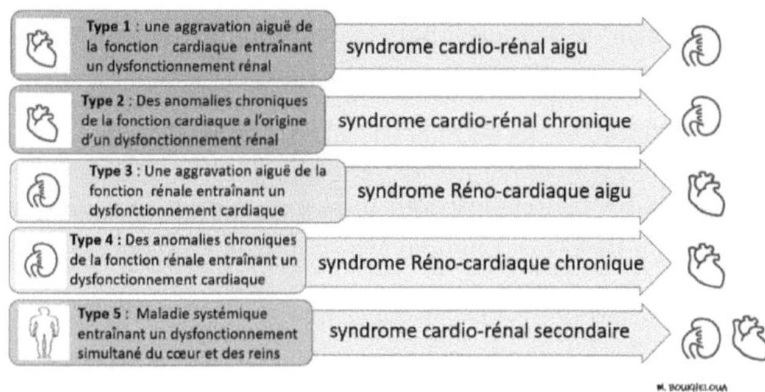

Figura 1Classificação da síndrome cardio-renal. A SIR foi subdividida em cinco tipos, de acordo com a gravidade e a ordem de envolvimento dos órgãos

SCR tipo I

A RSC tipo I é definida como um agravamento agudo da função cardíaca que leva à lesão renal aguda (LRA), frequentemente no contexto de descompensação cardíaca aguda (40% dos casos) com um risco de mortalidade proporcional ao grau de LRA ou choque cardiogénico secundário a uma síndrome coronária aguda; por outro lado, a DRC prévia é um fator de risco para a RSC tipo I e predispõe à LRA em 60% dos casos (1,2,4). Fisiopatologicamente, este fenótipo caracteriza-se por um compromisso hemodinâmico que leva a hipoperfusão e congestão.

SCR de tipo II

A RSC tipo II caracteriza-se pela progressão da DRC devido ao declínio crónico da função cardíaca; ao contrário da RSC tipo I, pensa-se que a desregulação neuro-hormonal, e não o compromisso hemodinâmico, desempenha um papel central na fisiopatologia da RSC tipo II. A DRC é comum em doentes com ICC, com mais de metade deles a apresentar algum grau de disfunção renal; à semelhança da RSC tipo I, em doentes com ICC sistólica ou diastólica, a presença de insuficiência renal é um fator prognóstico negativo independente (4).

SIR de tipo III

A síndrome renal-cardíaca aguda é definida como a ocorrência de lesão cardíaca aguda no contexto de IRA. As situações prototípicas incluem a IRA induzida por contraste, a IRA pós-cirúrgica, a glomerulonefrite, a isquémia, a rabdomiólise, que causam IRA e conduzem a insuficiência cardíaca aguda. A IRA pode afetar o coração de forma aguda através de múltiplos mecanismos, que vão para além dos simples distúrbios electrolíticos e da sobrecarga de volume. Pensa-se que estes mecanismos adicionais estão relacionados com uma explosão inflamatória e o stress oxidativo associados à IRA, que também afectam negativamente a função cardíaca (6).

SIR de tipo IV

A SRC de tipo IV, também conhecida como síndrome renal-cardíaca crónica, caracteriza-se por uma DRC primária que promove a disfunção cardíaca e/ou um risco acrescido de eventos cardiovasculares adversos (4) ; num estudo de Cheung et al, até 80% dos doentes com doença renal em fase terminal (ESRD) têm alguma forma de doença cardiovascular, no entanto, a prevalência da SRC tipo IV é mais difícil de estimar, uma vez que é frequentemente difícil determinar se a disfunção renal crónica precedeu a doença cardíaca ou vice-versa (7).

A "cardiomiopatia urémica" tem sido implicada na RSC de tipo IV, resultante da toxina uraémica crónica e do equilíbrio neuro-hormonal desadaptativo que causa remodelação crónica do miocárdio (8).

As pessoas com DRC enfrentam um risco cardíaco acrescido, sendo mais de 50% das mortes em doentes com DRC em fase V atribuídas a DCV; após o transplante renal, observou-se um aumento da FEVE (3).

SRC tipo V

A RSC de tipo V ou RSC secundária caracteriza-se pelo desenvolvimento simultâneo de lesões cardíacas e renais causadas por um processo patológico sistémico, como a sépsis, a doença autoimune ou a doença hematológica (9-11).

Recentemente, o coronavírus (COVID-19) tem recebido especial atenção devido à sua associação com lesões agudas em vários órgãos (12)A fisiopatologia da RSC de tipo V depende da doença subjacente e é frequentemente dividida em RSC de tipo V aguda e crónica, sendo o tratamento geralmente orientado para o tratamento do processo da doença subjacente (antibióticos na sépsis, imunossupressão no lúpus, quimioterapia na amiloidose) e para a gestão das lesões cardíacas e renais concomitantes.

III.   AVALIAÇÃO DAS ALTERAÇÕES DA FUNÇÃO RENAL

A insuficiência renal aguda (IRA) refere-se a uma deterioração súbita da função renal, levando à retenção de volume extracelular, ureia e outras toxinas azotadas, com distúrbios electrolíticos.

Foram estabelecidas várias definições consensuais de LRA com base na creatinina sérica e no débito urinário, mas a definição mais utilizada atualmente é a da doença renal Improving Global Outcomes (KDIGO), que caracteriza essencialmente três categorias, conforme ilustrado no quadro 1 (13).

Entretanto, devido à expansão volêmica secundária à retenção de líquidos na insuficiência cardíaca, há dúvidas sobre a utilidade dos níveis de creatinina como biomarcador para o diagnóstico de IRA, uma vez que esses níveis podem ser falsamente normais ou mesmo baixos; por outro lado, um efeito de diluição pode ser falsamente confundido com IRA, levando a uma descontinuação inapropriada dos diuréticos, o que seria deletério num doente com insuficiência cardíaca descompensada e causaria um aumento da morbilidade e mortalidade.

Por fim, existem algumas situações de confundimento, como a elevação dos níveis de creatinina durante o tratamento (33% dos casos), que até poderia preencher os critérios do KDIGO para IRA, mas que é muitas vezes referida como um agravamento da função renal, uma vez que se trata de um efeito hemodinâmico sem evidência de lesão renal, Paralelamente, a redução da massa muscular e da ingestão proteica e o aumento dos níveis de inflamação modificam os níveis de creatinina, levando a erros na estimativa da TFGe (5).

A DRC é definida pelo KDIGO como uma anomalia da função renal (frequentemente definida por uma TFGe inferior a 60 ml/min/1,73 m2) ou da estrutura (albuminúria - embora esta possa dever-se apenas a uma disfunção cardíaca e não à DRC -, relação albumina/creatinina > 30 mg/g, anomalias do sedimento urinário, disfunção tubular, história de transplante renal) que esteja presente há mais de 3 meses.

A recente classificação KDIGO da RSC baseia-se na taxa de filtração glomerular (TFG) e no grau de albuminúria (A1<30 mg/g; A2 30-300 mg/g; A3>300 mg/g).

Estádio	Níveis de creatinina	Diurese
1	Um valor ≥ 3 mg/l Ou 1,5-1,9 vezes o valor de base	<0,5 ml/kg/h durante 6-12h
2	2-2,9 vezes o valor de base	<0,5 ml/kg/h durante ≥12h
3	3 vezes o valor de base Ou Um valor ≥ 4 mg/l Ou Início da terapêutica de substituição renal Ou Nos jovens com menos de 18 anos de idade, recomenda-se uma redução da TFG para menos de 35 ml/min/1,73 m².	<0,3 ml/kg/h durante ≥24 h Ou Anúria durante ≥ 12 h

Tabela 1: Estádios da IRA de acordo com o KDIGO.

IV. FISIOPATOLOGIA

1. Papel da pressão venosa central e intra-abdominal

A elevação da pressão intra-abdominal (PIA) costumava ser observada e discutida no contexto de complicações cirúrgicas, mas agora é cada vez mais reconhecida como uma importante contribuição fisiopatológica para a RSC, uma vez que pode levar à hipertensão intra-abdominal (PIA ≥12 mm Hg) na origem de um compartimento abdominal (PIA>20 mm Hg) em casos graves (14).

A descompensação cardíaca aguda leva a uma sobrecarga de volume e a um aumento da pressão venosa central, que atenua o gradiente e, portanto, o fluxo de sangue através do sistema vascular renal, resultando em disfunção glomerular com alteração da TFGe, redução do débito urinário e congestão. (15).

Num estudo de 40 doentes com descompensação cardíaca aguda, 60% deles apresentavam um aumento da PAS com níveis de creatinina mais elevados (2,3 1,0 mg/dL vs 1,5 0,8 mg/dL; P 5 .009, respetivamente); o início do tratamento médico intensivo resultou numa redução significativa das pressões de enchimento direita e esquerda e numa melhoria do índice cardíaco (IC), mas estas melhorias hemodinâmicas não estavam correlacionadas com melhorias da função renal ou do PIA, mas as alterações do PIA estavam correlacionadas com alterações da função renal. Esta desconexão entre a hemodinâmica e o PIA explica provavelmente porque é que um subconjunto de doentes apresenta uma deterioração da função renal apesar das melhorias na hemodinâmica, porque apresentam um aumento persistente do PIA no seguimento (16).

Por outro lado, um estudo retrospetivo de pacientes submetidos a cateterismo cardíaco direito mostrou que um aumento da pressão venosa central (PVC) acima de 6 mm Hg estava associado a uma função renal comprometida, enfatizando assim a estreita correlação entre a PVC e a função renal, e o seu valor preditivo forte e independente para a mortalidade por todas as causas. (17).

Além disso, um estudo com 196 pacientes com insuficiência cardíaca mostrou que a regurgitação tricúspide estava independentemente associada à redução da TFG por impedir o retorno venoso e o refluxo de sangue para o sistema renal-hepático(18).

2. Papel do débito cardíaco e do índice cardíaco

Inicialmente, pensava-se que a deterioração progressiva da função renal observada na insuficiência cardíaca se devia principalmente à má perfusão renal secundária ao baixo débito cardíaco, Esta hipoperfusão, percepcionada pelo ramo ascendente da ansa de Henle e pelos barorreceptores, leva à libertação de renina pelas células justaglomerulares das arteríolas aferentes, resultando na retenção de sódio, no aumento da congestão vascular e no agravamento da função renal causado pela vasoconstrição das arteríolas aferentes renais.

As investigações sugerem que o conceito de gestão de doentes com RSC baseado apenas na teoria do baixo fluxo não conduz a melhores resultados; esta sugestão é apoiada pelos resultados do ensaio ESCAPE (Evaluation Study of Congestive Heart Failure and Pulmonary Artery Catheterization Effectiveness): um ensaio que avaliou a gestão hemodinâmica da descompensação cardíaca aguda em comparação com os cuidados clínicos habituais; entre as 433 pessoas admitidas com descompensação cardíaca aguda (excluindo o choque cardiogénico), os investigadores não encontraram qualquer correlação entre a função renal de base e a ICC; do mesmo modo, a melhoria da ICC não se traduziu numa melhoria da função renal (19).

Em contraste com estes resultados, um estudo mais recente de doentes em choque cardiogénico agudo encontrou uma associação entre diminuição do IC e LRA, levando-nos a concluir que o IC se correlaciona com a função renal, mas não é o único processo hemodinâmico contribuinte (20,21).

3. Papel da desregulação neuro-hormonal

Na ICC, para restabelecer a perfusão dos tecidos, são activados mecanismos neuro-hormonais, mas o seu efeito é frequentemente nefasto: em primeiro lugar, o sistema renina-angiotensina-aldosterona (SRAA) desempenha um papel importante na progressão das lesões renais e no agravamento da ICC (22) em segundo lugar, a hiperatividade do sistema nervoso simpático (SNS) provocada por uma perturbação dos barorreceptores leva a um aumento da libertação de renina pelas células juxtamedulares dos rins(23) Por fim, a pressão hidrostática detectada nas arteríolas aferentes glomerulares e a quantidade reduzida de cloreto fornecida à mácula densa provocam um aumento dos níveis de renina, levando a uma síntese excessiva de angiotensina II (Ang II), que tem efeitos sistémicos inadequados no coração, no sistema vascular e nos rins(24). Nos rins, a Ang II provoca um aumento da reabsorção de sódio (mediado indiretamente pela aldosterona ou por vasoconstrição da arteríola eferente renal) e, por conseguinte, um aumento da fração do fluxo plasmático renal filtrado através do glomérulo, o que resulta num aumento da pressão oncótica peritubular e numa diminuição da pressão hidrostática, ou diretamente pelos cotransportadores de bicarbonato de sódio no túbulo proximal e pelos permutadores apicais de sódio e hidrogénio). A Ang II também aumenta a expressão renal de endotelina-1 (ET-1) (25) um potente peptídeo vasoconstritor, pró-inflamatório e profibrótico responsável por lesões renais; no coração, a ET1 leva à hipertrofia dos miócitos cardíacos através da libertação parácrina de factores de crescimento, e no sistema vascular provoca a contração do músculo liso vascular. Além disso, a Ang II medeia o stress oxidativo através da formação de espécies reactivas de oxigénio (ROS) nos tecidos cardíacos e renais, levando à inflamação e à hipertensão (26).

Nos doentes com CI, a disfunção ventricular esquerda provoca a ativação do SNS para manter a perfusão através de mecanismos como o aumento da contratilidade, lusitropia e vasoconstrição sistémica.

A adenosina é libertada em resposta a um aumento da carga de sódio no túbulo distal e através dos receptores de adenosina de tipo 1 no túbulo proximal e nas arteríolas aferentes; provoca a constrição das arteríolas aferentes e uma redução do fluxo sanguíneo renal e da taxa de filtração glomerular; do mesmo modo, a ativação dos receptores de adenosina de tipo 2 induz a libertação de renina e aumenta a reabsorção de sódio no túbulo proximal e reduz a diurese (27).

A eficácia dos antagonistas dos receptores de adenosina de tipo 1 na RSC é controversa, uma vez que os resultados do estudo PROTECT (A Placebo-controlled Randomized Study of the Selective A1 Adenosine Recetor Antagonist Rolofylline for Patients Hospitalized with ADHF to Assess Treatment Effect on Congestion and Renal Function) mostraram que o grupo da rolofilina não cumpriu os objectivos primários (melhoria da dispneia) ou secundários (morte, reinternação cardiovascular ou renal, ou insuficiência renal persistente); são, por conseguinte, necessários mais ensaios clínicos (28).

A arginina vasopressina (AVP) é um nanopeptídeo sintetizado no hipotálamo em resposta à osmolalidade sérica; é libertada na insuficiência cardíaca aguda e induz a retenção de água através dos receptores V2 da vasopressina no ducto coletor;

estudos demonstraram que o aumento dos níveis de AVP contribui para a progressão da DRC; os efeitos hemodinâmicos renais da AVP podem ser causados pelos seus efeitos no SRAA, estimulando a secreção de renina diretamente através da ativação de V2 ou indiretamente através da redução da concentração de sódio na mácula densa (29).

4.   O papel do stress oxidativo

O stress oxidativo no contexto da RSC pode ser desencadeado por lesão isquémica, congestão venosa (que causa stress nas células endoteliais) e inflamação; é definido como um desequilíbrio entre os factores oxidantes e antioxidantes, resultando numa acumulação excessiva dos primeiros, levando a danos celulares com a geração de ROS nas mitocôndrias (30).

Enquanto a maior parte do trifosfato de adenosina (ATP) é produzida pela oxidação dos ácidos gordos no coração, na insuficiência cardíaca há uma redução de 30-40% na síntese de ATP como resultado da mudança da oxidação dos ácidos gordos para a glicólise nos miócitos para compensar o défice de energia, mas continua a ser insuficiente para satisfazer as necessidades energéticas da insuficiência cardíaca, gerando um baixo limiar de hipoxemia, apoptose e morte celular.

Num estudo, os doentes admitidos com descompensação cardíaca aguda que posteriormente desenvolveram IRA foram estudados em relação a marcadores de stress oxidativo (IL6, mieloperoxidase, óxido nítrico, superóxido dismutase de cobre/zinco e peroxidase endógena). Os resultados mostraram uma presença significativamente mais elevada dos dois marcadores de stress oxidativo em doentes que tinham desenvolvido RSC tipo 1 com lipotoxicidade secundária à acumulação de ácidos gordos livres através de uma redução do metabolismo oxidativo mitocondrial (31).

Para além dos efeitos deletérios da expansão do volume e da hemodinâmica, a ativação do SRAA e do SNS desempenha também um papel importante na amplificação do stress oxidativo em doentes com ICC e DRC.

A Ang II tem um efeito deletério ao ativar a NADPH-oxidase em células endoteliais, células tubulares renais e miócitos cardíacos, promovendo danos oxidativos ao produzir ROS causando disfunção mitocondrial (32,33).

Os doentes com DRC avançada e doença renal em fase terminal (DRT) apresentam determinados factores, como as toxinas ureicas e as soluções de dialisado utilizadas na terapia de substituição renal, que podem levar a um aumento da síntese e da libertação de citocinas pró-inflamatórias, stress oxidativo, desregulação do sistema imunitário, levando ao espessamento da íntima-média da artéria carótida (um marcador da fase inicial da aterosclerose) e à hipertrofia do ventrículo esquerdo. Os doentes com ESRD têm uma maior morbilidade e mortalidade cardiovascular, que não pode ser explicada pelos factores de risco cardíaco convencionais. O stress oxidativo, a disfunção endotelial e a hiper-homocisteinemia podem ter um papel aditivo nestes doentes. (34).

5.   Papel dos mediadores inflamatórios

A DRC e a IC são estados de aumento da inflamação crónica, levando à produção de biomarcadores pró-inflamatórios (citocinas como o TNF-a e TWEAK, membros da família IL-1, e IL-6), desencadeados pelo SNS, RAAS, congestão venosa, isquémia e stress oxidativo, implicados em danos nos tecidos, fibrose e apoptose em ambos os órgãos.

No rim, o TNF-a e a IL-6 aumentam a expressão de proteínas quimioatractoras de monócitos e promovem a acumulação de células inflamatórias no interstício. O TNF-a também causa dano glomerular através da apoptose das células mesangiais. Também mencionamos a ST2 solúvel, que é um membro da família IL-1 com valor prognóstico para mortalidade por todas as causas em pacientes com ICC(35) Também foi demonstrado que os níveis destes marcadores pró-inflamatórios são mais elevados em pessoas com DRC ou em diálise (36).

A proteína C-reactiva (PCR), um reagente de fase aguda, contribui para a patogénese da aterosclerose activando o sistema do complemento e estimulando a produção de fator tecidular (um potente pró-coagulante) pelos monócitos (37).

Num estudo com 4 269 pessoas hospitalizadas por ICC aguda, os doentes com PCR no quarto quartil (9,6 mg/L) foram independentemente associados a uma maior mortalidade (rácio de risco ajustado, 1,68) nos 120 dias após a alta hospitalar (38). Em doentes em hemodiálise, os níveis elevados de PCR predizem disfunção ventricular esquerda, hipertrofia cardíaca e mortalidade; estas proteínas inflamatórias não são simplesmente marcadores inertes da atividade da doença, mas desempenham um papel ativo e complexo na fisiopatologia da DRC (39).

6.   Papel das perturbações associadas à insuficiência renal

As toxinas uraémicas ligadas a proteínas (PBUT) são atualmente uma nova área de interesse devido à sua potencial associação com a doença cardiovascular. O sulfato de indoxilo (IS) e o sulfato de p-cresilo (PCS) são as duas toxinas uraémicas mais estudadas que têm demonstrado um papel na patogénese e progressão da DRC através da alteração do stress oxidativo, disfunção endotelial, disfunção endotelial, comprometimento da função diastólica do VE, aterosclerose, nefrotoxicidade, diminuição da proliferação endotelial, comprometimento da reparação de feridas e fibrose cardio-renal, sugerindo o seu papel na progressão da DRC(40-42)Um estudo efectuado em 139 doentes com DRC mostrou que a EI era um poderoso preditor da mortalidade global e cardiovascular (43).

O fator de crescimento de fibroblastos 23 (FGF23), uma hormona produzida no osso que controla o metabolismo do fosfato e da vitamina D pelos rins, é um importante preditor de resultados cardiovasculares adversos em doentes com DRC e ESRD, uma vez que o aumento deste fator tem sido associado à hipertrofia ventricular esquerda devido à diminuição da contratilidade e do relaxamento ventriculares (embora isto permaneça discutível devido à ausência de receptores alfa-klotho que medeiam a ação do FGF23 no coração), foi relatado um maior risco rítmico devido à alteração da permeabilidade da membrana de cálcio com maior mortalidade em doentes com DRC avançada (44).

7. Papel da anemia

A anemia é comum em doentes com DRC e IC, e está associada a défice cognitivo, má qualidade de vida, progressão da doença renal, co-morbilidades cardiovasculares e maior mortalidade; com uma prevalência entre 5% e 55% na DRC, é considerada um preditor independente de mortalidade. (45). No estudo OPTIMIZE-HF (Organized Program to Initiate Lifesaving Treatment in Hospitalized Patients With Heart Failure), que incluiu mais de 48 000 doentes,

51,2% tinham anemia ligeira (nível de hemoglobina <12,1 g/dL) e 25% tinham anemia moderada a grave (nível de hemoglobina 5 a 10,7 g/dL) (46). Noutro estudo multicêntrico de 5222 doentes com DRC, 47,7% eram anémicos (nível de hemoglobina 12 g/dL) (47).

A anemia contribui de várias formas para a fisiopatologia da RSC: a hipóxia num coração já em stress ou num rim doente pode causar ameaças isquémicas que podem levar à morte celular progressiva em ambos os órgãos; os glóbulos vermelhos contêm muitos antioxidantes, pelo que a anemia pode levar a um aumento do stress oxidativo, à isquémia dos tecidos e à vasodilatação periférica, o que leva à ativação do SNS, do SRAA e à libertação da hormona antidiurética, resultando em vasoconstrição, retenção de água e de sal e congestão venosa renal crónica, que leva à perda de néfrons e à fibrose intersticial (48).

A anemia crónica conduz igualmente à hipertrofia do ventrículo esquerdo e à morte das células do miocárdio por isquémia e necrose (49).

Embora a correção da anemia em doentes com insuficiência cardíaca com agentes estimulantes da eritropoiese seja benéfica (redução do internamento hospitalar, melhoria da classe da New York Heart Association, do teste de caminhada de 6 minutos e da qualidade de vida), a normalização dos níveis de hemoglobina pode ser prejudicial, uma vez que os ensaios que visavam níveis de hemoglobina mais elevados (13 g/dL) foram paradoxalmente associados a uma taxa mais elevada de acontecimentos adversos (50).

O estudo TREAT (Trial to Reduce Cardiovascular Events with Aranesp Therapy) foi um ensaio aleatório, em dupla ocultação, controlado por placebo, que envolveu mais de 4.000 doentes, sobre a utilização de darbepoetina alfa em doentes com diabetes, CKD e anemia moderada que não iriam beneficiar de diálise para atingir um objetivo de Hb de 13 g/dl, não mostrou uma redução do risco de morte, evento cardiovascular ou evento renal, mas sim um aumento do risco de AVC fatal ou não fatal nos doentes do grupo da darbepoetina alfa (51).

O ensaio REDHF (Reduction of Events by Darbepoetin Alfa in Heart Failure) foi um estudo aleatório, em dupla ocultação, que incluiu 2278 doentes com insuficiência cardíaca sistólica e anemia ligeira a moderada (nível de hemoglobina, 9,0-12,0 g/dL), os doentes foram aleatorizados para receber darbepoetina alfa (para atingir um nível-alvo de hemoglobina de 13 g/dL) ou placebo; não se registaram diferenças no resultado primário (morte por qualquer causa ou hospitalização por agravamento da ICC) (52).

A anemia desempenha um papel importante na fisiopatologia da RSC e a gestão da anemia é complexa, particularmente em doentes com DRC e ICC; a principal questão por responder é a gama de níveis de hemoglobina a atingir nesta população (objectivos baseados nas orientações para a DRC:10-12 g/dL, ou superior: 12-13 g/dL mas inferior a 13 g/dL - uma vez que os ensaios com níveis de hemoglobina de 13 g/dL ou superior foram associados a resultados negativos -).

8.   Patogénese da síndrome cardio-renal de tipo 5

O SIR-5 foi classificado em quatro fases: superaguda, aguda, subaguda e crónica; as doenças sistémicas susceptíveis de conduzir à SIR-5 incluem a sépsis, doenças conectivas como o lúpus, a sarcoidose, a amiloidose e a cirrose; as lesões renais e cardíacas são frequentemente mediadas por citocinas pró-inflamatórias, factores do complemento e ativação do SRAA, que são muitas vezes a via terminal comum noutras formas de RSC, por exemplo, na sépsis, o aumento precoce da resistência vascular renal, as citocinas pró-inflamatórias (IL-6) e o stress oxidativo podem levar a lesões nos órgãos. A sepse também leva à disfunção do sistema nervoso autónomo e à ativação do SRAA (53) a multiplicidade de efeitos da sépsis na função de vários órgãos, incluindo o coração e os rins, dificulta a diferenciação entre os efeitos da sépsis e os da doença. Além disso, o manejo da sepse pode contribuir para o desenvolvimento da RSC-5: a reposição de fluidos pode levar a edema tecidual, aumento da congestão venosa e redução da perfusão renal, os agentes de contraste iodados e certos medicamentos podem levar a disfunção miocárdica e nefrotoxicidade, resultando no aparecimento e/ou agravamento da RSC-5.

Nos processos inflamatórios crônicos e doenças auto-imunes, a lesão concomitante dos dois órgãos e a interdependência permanente entre o coração e o rim levam a um mecanismo fisiopatológico semelhante ao discutido em outros tipos de RSC (54).

9.   Perspectivas futuras

A compreensão da fisiopatologia da RSC ainda não é suficiente para um controlo terapêutico ótimo nestes doentes, devido à falta de precisão no diagnóstico da LRA com base em biomarcadores convencionais como a creatinina, que devem ser substituídos por novos marcadores de filtração como a cistatina C, a beta-2 microglobulina e a proteína beta-traço, e por marcadores tubulares mais sensíveis ou mesmo específicos. (55).

V. DIAGNÓSTICO

1. Marcadores biológicos

O diagnóstico de SRC requer a presença de sinais e sintomas de ICC, bem como a evidência de uma anomalia estrutural ou funcional do coração e dos rins.

Os biomarcadores cardíacos incluem o BNP e o NT- proBNP, que são marcadores de alongamento do miocárdio com valor

diagnóstico e prognóstico na ICC aguda e crónica, com uma elevação significativamente maior do BNP na SRC do que em doentes com ICC aguda sem insuficiência renal (8).

Num estudo de 720 doentes com ICC aguda realizado por van Kimmenade et al. a combinação de NT-proBNP elevado e eGFR<60 ml/min/1,73 m² foi preditiva de mortalidade aos 60 dias (odds ratio de 3,26), enquanto um NT-proBNP abaixo da mediana não foi associado a uma redução na sobrevivência aos 60 dias, independentemente da deterioração da função renal na apresentação ou do início da insuficiência renal na admissão, Além disso, a redução dos níveis de NT-proBNP durante o tratamento da ICC aguda foi associada a melhores resultados, mesmo em doentes com um declínio da função renal durante o tratamento (56,57).

Também foi demonstrado que, na ICC aguda, um rácio elevado de NT-proBNP para BNP precede o início da insuficiência renal aguda, fornecendo outro potencial novo parâmetro para a estratificação de risco e previsão de SIR.

Para além dos biomarcadores cardíacos tradicionais, outros biomarcadores como a galectina-3, o ST2 (supressor da tumorigenicidade), a enzima conversora da angiotensina e a PENK (proenkephalin A) têm sido estudados como novos marcadores de disfunção cardíaca, embora ainda não estejam validados (58,59).

Biomarcadores renais.

Embora a definição atual de LRA na prática clínica se baseie em alterações na creatinina sérica ou no débito urinário, estes parâmetros reflectem a função de filtração dos rins e são achados relativamente tardios no desenvolvimento da LRA; além disso, outras causas de níveis elevados de creatinina, como a sarcopenia (que afecta até 20% dos doentes com insuficiência cardíaca crónica), também devem ser tidas em conta.(60)); daí o interesse na Cistatina C, uma pequena proteína de 13 kDa de maior interesse em doentes idosos com perda de músculo esquelético que sofrem de ICC e outras co-morbilidades, uma vez que é menos influenciada pela composição corporal e outros factores não renais, como a idade e o sexo (61)é produzida a uma taxa constante e é livremente filtrada no glomérulo, sem secreção tubular, sendo por isso um marcador sensível de TFGe e de LRA precoce, com valor prognóstico como indicador de pré-hospitalização e de mortalidade em doentes com insuficiência cardíaca aguda, embora com valor diagnóstico menos preciso (62).

Foram identificados vários novos biomarcadores renais de lesões tubulares que poderão permitir um diagnóstico mais precoce da LRA, embora ainda não tenham sido validados e estejam ainda a ser investigados: IGFBP-7 (Insulin-like growth fator-binding protein 7), TIMP-2 (tissue inhibitor of metalloproteinase-2), NGAL (Neutrophil Gelatinase-Associated Lipocalin), KIM-1 (Kidney injury molecule-1), paralelamente outros biomarcadores envolvidos na fibrose podem ajudar a determinar a cronicidade da disfunção renal.

Análise de urina

A albuminúria fornece-nos informações sobre a função e integridade glomerular na DRC, mesmo que possa ser secundária a diabetes, hipertensão ou outro problema renal. Tem também valor prognóstico para a mortalidade por todas as causas, mortalidade cardiovascular e readmissão em doentes com ICC, para além da TFG e de outros factores de risco cardiovascular, como demonstrado por subestudos dos ensaios CHARM, GISSI-HF e Val-HeFT(63). Na RSC, a hipoperfusão renal é contrariada pela retenção de líquidos através da ativação neuro-hormonal; embora a interpretação da natriurese possa ser difícil, particularmente quando são utilizados diuréticos, o seu valor prognóstico em doentes com RSC é certo, e Martens et al. demonstraram que, entre os doentes com ICC estável, os que vieram a desenvolver ICC tinham uma natriurese mais baixa, com uma queda aguda na semana anterior à hospitalização.
Esta conclusão foi apoiada pelo ensaio IMPROVE-HF em doentes com ICC e disfunção renal, em que o sódio urinário na apresentação estava inversamente relacionado com a eficácia do diurético de 24 horas (64).

2. Imagiologia

Certos parâmetros hemodinâmicos facilmente obtidos por ecocardiografia transtorácica estão independentemente associados a uma maior incidência de SCR (formas aguda e crónica), como o aumento da pressão venosa central e das pressões de enchimento ou a diminuição do débito cardíaco e da FEVE, sendo esta última um preditor independente de agravamento da função renal em doentes hospitalizados por IC aguda (65).

A diminuição da TAPSE, um substituto para a função do VE, prediz fortemente o desenvolvimento de SIR aguda em pacientes com SCA de parede inferior (66). Outros parâmetros comuns incluem a razão entre a velocidade do fluxo mitral e a velocidade diastólica precoce do anel mitral, ou razão E/E', para avaliar o comprometimento da função diastólica (67).

A ecocardiografia Speckle com análise da deformação é uma técnica quantitativa emergente que permite uma avaliação mais precisa e precoce da função sistólica do miocárdio. A deformação longitudinal do ventrículo esquerdo está significativamente reduzida na DRC, apesar da FEVE preservada, constituindo um método potencial para a deteção precoce da cardiomiopatia uraémica (68).

A ecografia Doppler intrarenal para avaliar a hemodinâmica intrarenal tem valor prognóstico em doentes com insuficiência cardíaca; o fluxo venoso intrarrenal, estando correlacionado com a pressão de DO e, portanto, com a congestão renal, prediz a mortalidade cardiovascular e a hospitalização por ICC a 1 ano, independentemente de outros factores de risco; por outro lado, o índice de estase venosa renal e a integral da velocidade de fluxo da artéria renal estão associados ao desenvolvimento de IRA na ICC aguda e ao aumento da taxa de eventos cardíacos adversos, respetivamente (69).

A ecografia renal é também útil para identificar a disfunção renal crónica na RSC e excluir outras etiologias de LRA, como a obstrução pós-renal.

A RM oferece uma avaliação inigualável das dimensões ventriculares e da função miocárdica, e também destaca a fibrose e a inflamação miocárdicas, ajudando a identificar possíveis causas sistémicas de miopatia; apesar das limitações da sua utilização na DRC avançada, um estudo recente demonstrou a utilidade do tempo de relaxamento T1 nativo sem contraste e da deformação longitudinal global como marcadores de fibrose e disfunção miocárdica em doentes em hemodiálise (70).

A RM renal permite uma melhor compreensão da patogénese da RSC. Para distinguir entre RSC crónica e aguda, a equipa de Breidthardt analisou o tempo de relaxamento T1 renal, que seria prolongado isoladamente sem os índices de perfusão cortical renal (71).

3.   Avaliação do volume sanguíneo

O tratamento da RSC envolve uma gestão cuidadosa do volume sanguíneo para melhorar a congestão. No entanto, a avaliação do estado de volume baseada apenas na avaliação clínica é imprecisa; para este efeito, o padrão de ouro é o cateterismo cardíaco direito, mas este é criticado por ser invasivo. (72)Paralelamente, novos parâmetros hemodinâmicos, como o índice de pulsatilidade da artéria pulmonar (PAPi) e a relação OD/pressão capilar pulmonar, que reflectem a disfunção do VE, também se têm revelado úteis na previsão da disfunção renal em doentes com IC (73,74).

VI.   CARACTERÍSTICAS ESPECIAIS

1.   Insuficiência cardíaca com fração de ejeção preservada

Cerca de 50% dos doentes com insuficiência cardíaca têm uma fração de ejeção preservada; é importante compreender as consequências renais da insuficiência cardíaca com insuficiência cardíaca, tendo sido demonstrado que a insuficiência renal aguda e a insuficiência renal avançada são preditores independentes de mortalidade hospitalar.   A pressão venosa central e intra-abdominal elevada, a hipertrofia ventricular esquerda, a deformidade do ventrículo esquerdo, a ativação do SRAA, a doença valvular, o dano oxidativo e o papel da hipertensão pulmonar e da disfunção do sistema respiratório autónomo desempenham um papel fundamental na patogénese da síndrome cardio-renal na ICFEP. Uma boa compreensão dos factores hemodinâmicos envolvidos nesta interface entre a IC e a insuficiência renal é essencial para proporcionar terapias descongestionantes óptimas c um tratamento médico orientado da síndrome cardio-renal.

Finalmente, novas terapias direccionadas, como o desenvolvimento de inibidores da angiotensina/neprilisina e inibidores do SGLT-2, oferecem novas perspectivas para reduzir os efeitos adversos da ICFEP nesta população. Estudos futuros centrados exclusivamente nos resultados renais em doentes com ICFEP são cruciais para proporcionar terapias óptimas para este subgrupo de doentes. Para tal, a disponibilidade de biomarcadores de lesão renal e cardíaca oferece uma nova dimensão para o diagnóstico preciso e a quantificação da lesão de órgãos terminais na ICFEP e melhorará a precisão das terapêuticas orientadas para objectivos nesta população (75).

2.   Insuficiência cardíaca direita e síndrome cardio-renal

Tradicionalmente, as causas da RSC têm sido atribuídas à hipoperfusão renal resultante de baixo débito cardíaco e diurese excessiva; no entanto, nas últimas décadas, as evidências têm demonstrado cada vez mais uma correlação entre congestão venosa e RSC, em vez de baixo débito cardíaco, ligando a insuficiência cardíaca direita à RSC.

A congestão venosa sistémica desenvolve-se no contexto da ICD - frequentemente a via final de muitas doenças cardiovasculares - que pode ser observada quer na insuficiência ventricular esquerda isolada, quer na insuficiência biventricular.

As consequências da congestão venosa em vários órgãos (congestão retrógrada) desempenham um papel central na fisiopatologia da RSC e têm efeitos locais (congestão renal e esplâncnica) e sistémicos na origem de respostas mecânicas, biológicas e imunitárias, que contribuem para o desenvolvimento da RSC, em primeiro lugar através de uma pressão venosa renal elevada que oblitera os túbulos renais ao distender as vénulas renais (76) redução da pressão de perfusão renal (PPR) e aumento da pressão intersticial renal por extravasamento de fluidos, resultando num estado de hipóxia do parênquima renal e disfunção tubular, mas também através da ativação do SRAA, do SNS e da inflamação vascular por disfunção das células endoteliais na origem da congestão veno-linfática dos órgãos abdominais (77,78).

A dilatação e disfunção do ventrículo direito, em consequência do aumento das pressões de enchimento, leva a um deslocamento do septo interventricular para a esquerda com alteração da geometria do VE, o que provoca uma diminuição da pré-carga e do débito cardíaco, reduzindo a pressão arterial renal; dados recentes têm demonstrado uma maior correlação entre congestão venosa e disfunção renal, o que representa a influência significativa do coração direito, pelo que a sua avaliação e a monitorização paralela da função renal por ferramentas conhecidas e emergentes, como a ecografia renal com Doppler ou novos biomarcadores, podem ter implicações clínicas directas; por fim, a descongestão continua a ser a estratégia básica nesta situação. (79).

3.   Pré-eclâmpsia: uma síndrome cardio-renal durante a gravidez

Em termos cardíacos, as gravidezes pré-eclâmpticas caracterizam-se por uma remodelação excêntrica e concêntrica do ventrículo esquerdo (VE), com diminuição da contratilidade e disfunção diastólica (80). O átrio esquerdo está aumentado e acompanhado por níveis elevados de peptídeo natriurético atrial (ANP), e há disfunção sistolo-diastólica global do ventrículo direito. A lesão renal associada à pré-eclâmpsia inclui proteinúria e os seus substratos patológicos, endoteliose (perda de espaço capilar e obliteração dos fenestrons endoteliais) e/ou microangiopatia trombótica. As lesões renais têm sido associadas à deficiência do fator de crescimento endotelial vascular (81) e à perda de células epiteliais glomerulares (ou seja, podócitos) e/ou a uma diminuição das proteínas específicas dos podócitos e à consequente rutura da barreira de junção estanque (82).

A apresentação clínica das anomalias renais e cardíacas na pré-eclâmpsia é multifacetada e pode ser interpretada no contexto dos subtipos de RSC.
A pré-eclâmpsia assemelha-se mais à RSC de tipo 5: caracteriza-se por uma disfunção simultânea do coração e dos rins, conduzindo a um círculo vicioso de agravamento da função cardíaca e renal e a sinais e sintomas clínicos comuns a ambas as doenças.

A natureza sistémica da doença está associada a vários mecanismos patogénicos comuns à pré-eclâmpsia e à RSC de tipo 5, incluindo a ativação do sistema nervoso simpático, o stress neuro-hormonal, a inflamação, as alterações hemodinâmicas, a hipoxia, o stress oxidativo e o aumento da resistência vascular renal, que conduzem à ativação e indução de citocinas, leucócitos e receptores Toll-like (77).

A pré-eclâmpsia pode apresentar-se inicialmente como uma SRC do tipo 1, com edema pulmonar hipertensivo, função ventricular esquerda preservada e lesão renal aguda associada, ou como uma SRC do tipo 3, com hipertensão e lesão renal aguda, que acaba por conduzir a uma descompensação cardíaca aguda. Para além disso, a lesão cardíaca e a hipertensão podem ocorrer durante a gravidez como parte de uma doença renal proteinúrica prévia (nem sempre diagnosticada antes da gravidez), conduzindo, em última análise, a características clínicas de pré-eclâmpsia. A sequência temporal, ou seja, a DRC antes da gravidez, pode ser consistente com a RSC tipo 4, na qual as alterações hemodinâmicas da gravidez e o aumento do volume plasmático circulante, em particular, podem desmascarar e exacerbar a disfunção endotelial subjacente, levando à hipertensão e à disfunção cardíaca. Qualquer que seja a apresentação
(RSC tipo 1, tipo 2 ou tipo 4), a pré-eclâmpsia em geral, e as suas formas precoces e graves, tendem a progredir rapidamente para doença sistémica e RSC tipo 5 (83).

Finalmente, a SRC tipo 2 pode ocorrer em grávidas com doença cardíaca pré-gravídica, uma vez que estas mulheres têm um risco acrescido de complicações cardiovasculares e sistémicas. Na ausência de hipertensão pré-existente, estas mulheres raramente apresentam as características clínicas da pré-eclâmpsia.

4.   Diabetes tipo 2 e síndromes cardio-renais

Num estudo nacional que envolveu mais de 5 milhões de doentes, verificou-se
que cerca de 80% dos doentes tinham morrido após 5 anos de seguimento. Esta
taxa de mortalidade é muito elevada e sublinha o facto de a DRC e a IC serem
patologias muito graves, particularmente em populações idosas com co-
morbilidades graves; por outro lado, verificou-se que os doentes com DM2
representam quase metade dos doentes com SRC, e que estas síndromes ocorrem
em idades mais jovens nos doentes diabéticos. O prognóstico da SRC é mau, mais
ainda nos doentes com DMT2, o que aumenta o risco de morte, eventos
cardiovasculares e doença renal terminal, mas não de AVC isquémico. Os
mecanismos que ligam a diabetes à RSC não são ainda bem conhecidos. Estes
dados alargam o âmbito das complicações na DMT2 e fornecem mais provas da
necessidade urgente de prevenção primária e secundária de complicações renais
e cardiovasculares em pessoas com DMT2, com base em investigação que
ultrapassa as fronteiras tradicionais das especialidades (84).

5.   Uma nova abordagem da síndrome cardio-renal pediátrica

Foi estudado o caso de um adolescente com uma síndrome cardio-renal devido
a uma doença renal crónica avançada com insuficiência cardíaca secundária
grave, tendo sido inicialmente previsto um transplante conjunto de rim e coração
devido à gravidade da sua disfunção cardíaca.

Durante a avaliação do transplante, foi tratado com uma estratégia de
hemodiálise intermitente combinada com diálise peritoneal; subsequentemente, a
sua hemodinâmica melhorou ao ponto de poder ser submetido a transplante renal
isolado, seguido de uma rápida melhoria da sua função cardíaca que normalizou
completamente dentro de 6 semanas após o transplante renal, permitindo que o
transplante renal isolado fosse bem sucedido e que o transplante cardíaco fosse
evitado; a diálise combinada é uma estratégia pouco comum e nunca antes
descrita com o objetivo de reabilitação cardíaca e de evitar o transplante de
múltiplos órgãos em doentes pediátricos, preservando assim a atribuição de
recursos de transplante cardíaco aos que deles mais necessitam (85).

VII. GESTÃO E APOIO DA SCR

1. Terapia de congestão

Diuréticos. A hipoperfusão e, sobretudo, a congestão desempenham um papel importante na disfunção renal na ICC aguda e crónica, razão pela qual os diuréticos são a pedra angular do tratamento destes doentes, mesmo que se trate de tratamentos puramente sintomáticos, sem benefício comprovado em termos de mortalidade ou de reinternamento.

Os diuréticos de alça são a principal classe de diuréticos e incluem a furosemida, a bumetanida, a torsemida e o ácido etacrínico; enquanto os diuréticos do tipo tiazídico aumentam a resposta aos diuréticos de alça em casos de resistência aos diuréticos.

Vários estudos avaliaram diferentes protocolos de dosagem, sendo o maior até à data o ensaio DOSE-AHF, que aleatorizou 308 doentes com ICC aguda para bolus ou infusão contínua de furosemida em dose baixa ou alta. Nesta última categoria, os endpoints secundários (dispneia, perda líquida de fluidos e perda de peso às 72 horas) foram melhorados com menos efeitos secundários, embora não tenha havido diferenças significativas nos sintomas ou na função renal. (86).

Com base nos estudos DOSE-AHF, CARRESS-HF e ROSE-AHF, e numa meta-análise de ensaios clínicos aleatorizados (RCT) que avaliam a eficácia da infusão contínua versus injeção em bolus de diuréticos de ansa (87,88)A diurese agressiva parece estar associada a uma rápida melhoria dos sintomas da ICC aguda e não está associada a um aumento do risco de disfunção renal, embora se possa observar um agravamento da disfunção renal no início do tratamento. As taxas de morte cardiovascular ou de hospitalização por razões cardiovasculares ou renais permanecem semelhantes às dos doentes cuja função renal não se deteriorou, desde que os doentes tenham uma boa resposta diurética à infusão contínua. Nos doentes com resistência aos diuréticos, são necessárias doses muito elevadas de diuréticos e, na prática, muitos doentes preferem a perfusão contínua à perfusão em bolus, que pode exceder >200 mg de furosemida em casos de resistência grave.

Numa análise post-hoc do ensaio CARRESS-HF, verificou-se que a remoção intensiva de volume levou a um aumento adicional da creatinina em cerca de metade dos doentes com ICC aguda cuja função renal já estava a piorar (89).

Os doentes com biomarcadores de lesão tubular aumentados em resposta à remoção intensiva de volume tiveram uma melhor descongestão e, paradoxalmente, uma melhor recuperação da creatinina aos 60 dias, o que constitui um apoio adicional à remoção intensiva de volume (74).

A análise do sódio urinário após a diurese inicial pode ser útil na previsão da resposta aos diuréticos. Num estudo que utilizou o protocolo de teste de esforço com furosemida (1 mg/kg para doentes sem diuréticos de ansa ou 1,5 mg/kg para doentes com experiência em diuréticos de ansa como dose inicial) em doentes com insuficiência cardíaca aguda, o sódio urinário >83 mmol/L 2 horas após a dose inicial teve uma sensibilidade de 96% para prever uma redução de 30% no NT-proBNP ao quinto dia (90).

Um cenário com que os médicos se deparam frequentemente é a utilização de diuréticos num doente hipotenso que está obviamente congestionado. Embora o equívoco comum seja não administrar diuréticos por medo de agravar a hipotensão, a presença de hipotensão num doente congestionado é um sinal de um doente muito doente que requer descongestionamento agressivo urgente e suporte simultâneo da pressão arterial com terapêuticas vasoactivas. A ideia de interdependência ventricular postula que a sobrecarga de volume ou pressão do ventrículo direito leva a uma diminuição do enchimento do ventrículo esquerdo devido às forças transmitidas diretamente de um ventrículo para o outro, pelo que, no contexto de congestão e hipotensão simultâneas, a descongestão do VD pode levar a uma diminuição da interdependência ventricular, melhorando assim o enchimento do VE e aumentando o débito cardíaco e a pressão arterial (79).

Num estudo auxiliar ROSE-AHF que mediu biomarcadores de lesão renal (NGAL, NAG, KIM-1) em doentes submetidos a diurese agressiva, o agravamento da função renal no contexto de diurese agressiva não foi associado a um aumento dos biomarcadores de lesão tubular; De um modo geral, foi sugerido que a deterioração da função renal em si não é o principal fator determinante do resultado e que o contexto em que se desenvolve pode ser mais relevante do ponto de vista clínico. (91).

A estratégia diurética ideal é esperada com os estudos PUSH-AHF e ENACT-HF em curso, que incorporam a terapia guiada por natriurese em doentes com IC de fase aguda, enquanto que nos casos de disfunção renal grave são necessários mais estudos (92).

Ultrafiltração. A ultrafiltração veno-venosa, também conhecida como aquaférese, é um método alternativo de descongestionamento para doentes com ICC aguda e RSC, que consiste na passagem de sangue através de um material semipermeável para remover fluidos isotónicos do espaço intravascular, uma técnica bastante prática, especialmente com o desenvolvimento de sistemas simplificados de ultrafiltração de inserção periférica que requerem uma intervenção mínima do operador, permitindo um melhor controlo da taxa e do volume de remoção de fluidos, uma menor ativação neuro-hormonal, uma maior perda líquida de sódio e a possibilidade de evitar o agravamento da função renal em doentes com SRC (93).

Vários estudos examinaram os efeitos da ultrafiltração versus a terapêutica diurética na ICC aguda, com resultados algo variáveis. Citamos o estudo de referência CARRESS-HF, que é o único que examinou doentes com DRC aguda de tipo I. Este estudo aleatorizou 188 doentes com ICC aguda e agravamento da função renal, Aqui, a ultrafiltração revelou-se inferior à terapia diurética na preservação da função renal às 96 horas (p 0,003), sem diferença significativa na perda de peso entre as duas terapias e com um aumento significativo de eventos adversos graves (p 0,03).

Embora os resultados do ensaio CARRESS-HF tenham fornecido um forte argumento contra a utilização da ultrafiltração como terapêutica primária em doentes com RSC aguda, as críticas ao ensaio incluíram a utilização de um grupo etário diferente e uma taxa de ultrafiltração fixa, considerada não fisiológica, pelo que são necessários mais estudos para identificar as nuances desta modalidade de tratamento (94).

Terapia de substituição renal. As duas modalidades mais comuns são a diálise peritoneal e a hemodiálise em centro, com resultados semelhantes de acordo com estudos observacionais, à exceção de uma taxa de sobrevivência mais baixa com a diálise peritoneal. (95)Este facto ainda não está claramente explicado, provavelmente devido a uma eliminação inadequada de fluidos (96)Embora a hemodiálise três vezes por semana num centro continue a ser, de longe, a modalidade mais comum, a duração limitada deste regime exige muitas vezes uma ultrafiltração mais agressiva, especialmente em doentes com CI crónica, para garantir uma remoção adequada do volume em cada sessão e, por conseguinte, uma transferência grande e rápida de fluidos, o que é considerado um stress excessivo para o sistema cardíaco e vascular, muitas vezes mal tolerado. A redução do débito cardíaco em doentes com ICC aumenta o risco de hipotensão perdialítica, com disfunção miocárdica, que com o tempo se torna um fator importante na progressão da ICC (97).

Outros métodos de HD têm sido propostos, como a terapia curta diária nocturna em casa, que é mais fisiológica, permitindo uma eliminação mais suave e gradual do volume com um risco reduzido de morte cardiovascular e hospitalização; finalmente, são necessários outros estudos prospectivos em grande escala para determinar a abordagem ideal para a EER nestes doentes. (98).

2. Inotrópicos

Os inotrópicos, como a dopamina e a milrinona, melhoram o débito cardíaco e a congestão venosa associada. Uma propriedade adicional da dopamina é o seu efeito dose-dependente na vascularização sistémica e renal, que, em doses baixas, aumenta o fluxo sanguíneo renal (99) Paralelamente, foi descrito um aumento da mortalidade global, em grande parte devido ao aumento do risco de arritmia e à deterioração a longo prazo da função miocárdica. Para além disso, não existem provas sólidas que sustentem os benefícios de um inotrópico específico em relação a outro (63).

No ensaio DAD-HF II, 161 doentes com insuficiência cardíaca aguda foram aleatorizados para receberem furosemida em dose alta ou baixa, com ou sem uma infusão de dopamina em dose baixa. O estudo não mostrou qualquer benefício da adição de uma infusão de dopamina, incluindo nenhuma diferença no débito urinário ou agravamento da função renal; Da mesma forma, o estudo ROSE-AHF, que randomizou 360 pacientes com ICC aguda e disfunção renal para receberem dopamina ou nesiritide em dose baixa versus placebo, não mostrou nenhum efeito da dopamina em dose baixa no débito urinário de 72 horas ou na função renal.

No entanto, numa análise de subgrupo, verificou-se uma tendência para melhorar a resposta urinária e a perda de peso com doses baixas de dopamina em doentes com FE <40% (100). Embora os dados disponíveis não suportem o uso rotineiro de agentes inotrópicos intravenosos, esses medicamentos ainda devem ser usados em pacientes com baixo débito cardíaco (63).

O levosimendan é um novo inotrópico que se liga à troponina C cardíaca, sensibilizando os miofilamentos ao cálcio e ao tratamento, aumentando a contratilidade, para além das suas propriedades vasodilatadoras e anti-isquémicas, daí o seu efeito benéfico em doentes com insuficiência cardíaca aguda (101). Embora os primeiros pequenos estudos sobre o levosimendan tenham sido promissores, os ensaios aleatórios subsequentes não demonstraram um sucesso semelhante.

No ensaio SURVIVE, que randomizou 1.327 pacientes com ICC aguda para levosimendan ou dobutamina, o levosimendan não reduziu a mortalidade por todas as causas em comparação com a dobutamina (102) . Nos estudos REVIVE e REVIVE II, apesar da melhoria do BNP e do auto-relato dos doentes com levosimendan versus placebo em doentes com IC, o levosimendan foi associado a um risco acrescido de eventos cardíacos adversos e mortalidade (103) Os dados sobre os efeitos renais do levosimendan em pacientes com RSC estão limitados a alguns estudos de pequena escala. Um ECR que comparou o levosimendan com a dobutamina em 32 pacientes com ICC e insuficiência renal mostrou que a eGFR aumentou em 22% no grupo do levosimendan em comparação com a dobutamina, enquanto que não houve alteração no grupo da dobutamina. (104). No entanto, são necessários mais estudos prospectivos de grande dimensão para confirmar os efeitos renais do levosimendan e os resultados a longo prazo na SIR.

O omecamtiv mecarbil é outro novo inotrópico que se liga seletivamente à miosina cardíaca, aumentando a contratilidade cardíaca.

No recente ensaio aleatório GALACTIC-HF, o omecamtiv mecarbil produziu uma redução modesta, mas estatisticamente significativa, no evento composto de IC ou morte cardiovascular em comparação com o placebo entre os doentes com ICFEr (37% vs 39,1%, P = 0,03). No entanto, quando o resultado composto primário foi estratificado em subgrupos pré-especificados, o benefício do omecamtiv mecarbil não foi observado em pacientes com eGFR <60 versus >60 ml/min por 1,73 m2. Apesar da hipótese, são necessários mais estudos para confirmar este resultado e a eficácia do omecamtiv mecarbil ou de outros novos miotrópicos em doentes com RSC (105).

3. Modulação neuro-hormonal

A vasopressina é um neuropeptídeo liberado pela pós-hipófise em resposta ao aumento da osmolalidade plasmática e à diminuição do volume circulante efetivo. O aumento da vasopressina é proporcional à gravidade da IC e contribui para agravar a retenção de líquidos e a congestão. (106).

O tolvaptan, um antagonista seletivo dos receptores V2, induz a perda de água sem electrólitos (aquarose) e tem sido considerado uma terapia adjuvante potencialmente benéfica para os doentes com ICC; embora vários ensaios

(EVEREST, TACTICS-HF, SECRET of CHF) tenham demonstrado que o tolvaptan resulta numa maior redução de peso nos doentes com ICC, mas não reduz a mortalidade ou a hospitalização por ICC, a sua utilização continua a ser limitada (107).

4.   Inibição do SRAA

Inibidores da ECA e BRA.
A inibição do SRAA é um tratamento estabelecido para doentes com insuficiência cardíaca com FE reduzida e é uma recomendação de classe I baseada em numerosos ensaios clínicos aleatórios que demonstram a sua melhoria na morbilidade e mortalidade (63).

Do mesmo modo, a inibição do RAAS demonstrou ser a pedra angular do tratamento de doentes com DRC e retardar a sua progressão, mas existem poucos dados a longo prazo no contexto da IC (108)Muitos ensaios clínicos randomizados que estabeleceram os benefícios da inibição do SRAA na ICFEr excluíram os doentes com disfunção renal grave de base devido a preocupações com os efeitos adversos, como o agravamento da função renal, a hipercaliemia e a hipotensão. Apesar destas limitações, os dados observacionais e as análises post hoc dos ensaios clínicos randomizados existentes sugerem que os benefícios dos inibidores da ECA e dos BRA se estendem a doentes com qualquer grau de insuficiência renal e que são considerados benéficos na DRC crónica, embora sejam ainda necessários mais estudos randomizados para uma melhor avaliação nestes doentes (109).

Pode observar-se um aumento da creatinina sérica após a introdução de inibidores da ECA ou de BRA II, tal como demonstrado no ensaio CONSENSUS, em que até 11% dos indivíduos que tomaram enlapril registaram uma duplicação inicial da creatinina sérica; no ensaio SOLVD, o grupo do enalapril também registou um aumento da creatinina sérica de 0,1 mg/dl, em média, e 10,7% dos doentes registaram um aumento da creatinina sérica superior a 2 mg/dl.

No entanto, o aumento da creatinina sérica tende a ocorrer no início do tratamento e regressa a menos de 30% da linha de base na maioria dos doentes. Apesar do aumento da taxa de LRA com os inibidores da ECA, a descontinuação do fármaco raramente é necessária, como demonstrado por uma meta-análise de Flather et al; quando ocorre hipercalemia com o uso de um inibidor da ECA ou

BRA II, os quelantes de potássio podem ser uma estratégia para minimizar o risco e continuar o tratamento. Assim, o uso de inibidores da ECA e BRA, mesmo em estágios avançados da DRC, é razoável desde que a função renal e a calemia sejam cuidadosamente monitorizadas. (110).

Bloqueador dos receptores da angiotensina e da neprilisina A combinação de valsartan com sacubitril, um inibidor da neprilisina, parece proporcionar um benefício adicional em comparação com o bloqueio do SRAA isolado, o que pode dever-se em parte ao efeito vasodilatador adicional induzido pelo aumento dos níveis de péptido natriurético. Em subanálises dos ensaios PARADIGM-HF e PARAGON-HF, o bloqueador dos receptores da angiotensina neprilisina foi associado a um abrandamento do declínio da TFGe e do desenvolvimento de DRT em doentes com ICC. Recentemente, o ensaio HARP-III, que aleatorizou doentes com DRC entre ARNI e irbesartan, não mostrou qualquer benefício renal adicional do ARNI em comparação com o bloqueio do SRAA.

No estudo HARP-III, os biomarcadores cardíacos troponina I e NT-proBNP foram significativamente reduzidos no grupo do ARNI, o que levou os investigadores a colocar a hipótese de uma provável redução do risco cardiovascular em doentes com DRC que tomam ARNI, mas são necessários mais estudos sobre a sua segurança e eficácia na DRC, Até à data, um pequeno estudo prospetivo realizado por Lee e a sua equipa relatou uma melhoria da FEVE em doentes com insuficiência cardíaca grave em diálise com ARNI com redução da dose, sem interromper o tratamento em 21% dos doentes no seguimento devido a efeitos adversos (111,112).

Antagonista dos receptores mineralocorticóides (MRA)
A inibição adicional do sistema RAAS por um antagonista mineralocorticóide oferece benefícios cardiovasculares a longo prazo para os doentes com insuficiência cardíaca, como demonstrado pelos ensaios RALES, EPHESUS e especialmente EMPHASIS-HF, nos quais se observou uma clara melhoria da morbilidade e mortalidade cardiovascular em doentes com DRC moderada (63) ; Por outro lado, o estudo EPHESUS também sublinhou os benefícios cardiovasculares da eplerenona, apesar da deterioração aguda da TFG observada após a sua introdução; é de notar que este composto não influenciou a inclinação do declínio da TFG no ensaio. No entanto, a finerenona, um ARM seletivo não esteroide, é um novo composto que demonstrou reduzir a taxa de progressão da DRC e os eventos cardiovasculares em doentes com DRC e diabetes tipo II. (113)

mas os dados em doentes com insuficiência cardíaca ou DRC avançada permanecem limitados, e as recomendações actuais sobre DRC indicam a espironolactona para doentes com uma TFG >30 ml/min por 1,73 m².

5. Beta-bloqueadores

Enquanto os benefícios dos beta-bloqueadores estão bem estabelecidos na IC com base em ensaios clínicos randomizados de grande escala, os dados na DRC permanecem limitados a estudos observacionais ou análises post hoc de ensaios clínicos randomizados.

O estudo MERIT-HF, que avaliou os efeitos do metoprolol em diferentes valores de eGFR, concluiu que houve um maior benefício nos doentes com a eGFR mais baixa (<45 ml/min por 1,73 m2), através de uma maior redução do risco de eventos cardiovasculares nesta proporção de doentes, com uma redução de quase 60% na mortalidade e hospitalizações por insuficiência cardíaca. (114). Da mesma forma, um ensaio aleatório com 114 doentes em diálise seguidos por DMC mostrou uma superioridade do carvedilol sobre o placebo na redução da mortalidade (115). Por outro lado, uma meta-análise dos estudos CAPRICORN e COPERNICIC mostrou que o carvedilol foi benéfico apenas em doentes com ICC aguda com uma eGFR >45ml/min/1,73m² (116). Uma meta-análise subsequente de 10 ECRs, incluindo 16.740 pacientes com FEVE <50%, mostrou uma clara redução na mortalidade com beta-bloqueadores na DRC leve a moderada, com dados limitados na DRC grave devido à pequena amostra de pacientes nesta proporção, e alguma cautela em relação à tolerabilidade dos beta-bloqueadores devido às especificidades desta população (retenção de líquidos, bradicardia e hipotensão). (117) .

6. Inibidores do SGLT2 (SGLT2i)

Para além da sua capacidade de reduzir os principais acontecimentos cardíacos adversos em diabéticos com DCV estabelecida ou com elevado risco de DCV(63), os ensaios actuais estão a analisar os efeitos dos SGLT2i em doentes com ICC, Estes incluem os ensaios DAPA-HF e EMPEROR-Reduced, ambos os quais demonstraram uma redução significativa da morte cardiovascular ou hospitalização por ICC com a utilização de SGLT2i em comparação com placebo, independentemente da presença de diabetes, para além de um efeito renoprotector notável.

Embora o seu mecanismo de ação ainda não seja totalmente compreendido, o efeito glicosúrico e natriurético é responsável pela redução da pressão hidrostática intra-glomerular e tem um efeito protetor na função glomerular, (Em segundo lugar, reduz significativamente as pressões de enchimento cardíaco, facilitando a gestão da congestão em doentes com insuficiência cardíaca crónica. Como o local de inibição da reabsorção de sódio com SGLT2i é próximo da mácula densa, há pouca ativação neuro-hormonal compensatória com estas moléculas, daí os seus benefícios cardio-renais a longo prazo. (118,119).

7.   Terapia baseada em dispositivos

Desfibrilhadores cardioversores implantáveis. Os ensaios MADIT, MUSTT e SCD-HeFT, entre outros, demonstraram claramente a vantagem dos CDIs em termos de mortalidade em doentes com insuficiência cardíaca, em particular aqueles com cardiomiopatia isquémica, enquanto o benefício em casos de DRC moderada é menos claro. (120)(120), especialmente quando a coorte de Bansal et al., que incluiu 5877 doentes com insuficiência cardíaca e DRC, mostrou uma associação com um risco aumentado de hospitalização subsequente por IC e por todas as causas e com o risco de morte súbita cardíaca, mas as mortes por causas não cardíacas concorrentes são também elevadas nesta população, atenuando assim as vantagens do tratamento com CDI, razão pela qual a decisão de implantar um CDI deve ter em conta a fragilidade e a qualidade de vida do doente ao avaliar o risco para estes doentes. (121).

Recentemente, foram desenvolvidos CDIs subcutâneos com eficácia comparável à dos CDIs transvenosos, como demonstrado pelo recente estudo UNTOUCHED, no qual o uso de um CDI-S foi associado a quase 96% de ausência de choques inapropriados aos 18 meses, o que é semelhante aos dados dos CDIs transvenosos, mas com menos complicações; são também preferíveis em pacientes com DRC avançada ou ESRD que têm problemas de acesso vascular. (122).

Terapia de ressincronização cardíaca. A terapia de ressincronização cardíaca (TRC) em doentes com insuficiência cardíaca clinicamente refractária reduziu a mortalidade por todas as causas e melhorou os sintomas, melhorando a fração de ejeção através de estimulação biventricular síncrona, independentemente da TFGe, com aumentos significativos da TFGe e diminuição da uremia em doentes com DRC moderada, tal como demonstrado no estudo MIRACLE, que incluiu 453 doentes com ICC classe III-IV da NYHA, com FEVE <35% e um QRS >130 ms. Apesar destas vantagens, a mortalidade global em doentes com ICC e DRC concomitantes permanece elevada, sendo necessários mais estudos para determinar quais os doentes com DRC que mais beneficiam desta terapêutica. (123).

8.   Assistência circulatória mecânica

Os dispositivos mecânicos de suporte circulatório são utilizados como opção para doentes com insuficiência cardíaca avançada ou como ponte para o transplante cardíaco, sendo frequente verificar-se um aumento precoce da TFGe devido à melhoria do fluxo e da hemodinâmica, como demonstrado pelo estudo retrospetivo de Hasin et al. (124) mas estas alterações tenderam a regredir ao longo do tempo, aproximando-se dos níveis de eGFR pré-implantação aos 12 meses (125) em parte devido à ativação crónica do SRAA com redução do fluxo pulsátil e hipertrofia do músculo liso nas artérias corticais renais secundária ao fluxo contínuo, o que irá prejudicar a função renal; por outro lado, a determinação da reversibilidade da disfunção renal antes da implantação sustentada de LVAD é muitas vezes difícil de prever: estudos auxiliares sugestivos de DRC irreversível incluem a imagiologia renal que identifica rins pequenos ou proteinúria persistente >0,5 g/d, a biópsia renal também pode ser útil para identificar a extensão da atrofia tubular/fibrose intersticial, de modo a quantificar a extensão da insuficiência renal irreversível, mas estes são difíceis de efetuar, particularmente nesta população gravemente doente (126,127).

9.   Transplantes de coração e de rim

Transplante renal. O transplante renal para doentes com doença renal em fase terminal está associado a uma melhor qualidade de vida e a uma melhor relação custo-eficácia para o sistema de saúde do que a diálise. (128) mas a presença de insuficiência cardíaca está associada a piores resultados, com uma mortalidade estimada de 2,5% enquanto se aguarda o transplante (129) uma vez transplantados, os doentes com FEVE reduzida apresentam taxas mais elevadas de atraso na recuperação da função do enxerto e tempos de recuperação renal mais longos antes de ficarem livres de diálise (130).

É dada especial atenção às pessoas com "cardiomiopatia uraémica" antes do transplante, nas quais o transplante melhora a FEVE, salientando a relação entre IC e DRC. (8).

Transplante cardíaco. Trata-se de uma opção de tratamento eficaz para os doentes com insuficiência cardíaca em fase terminal; estudos realizados em doentes com transplante cardíaco mostram que a TFGe pré-transplante está independentemente associada à mortalidade pós-transplante e à DRT (131)considera-se geralmente que a função renal após o transplante cardíaco segue um declínio progressivo, como demonstrado por um estudo de 151 doentes transplantados seguidos durante 9 anos, onde se observou uma queda média de 44% na TFG, ou seja, quase 10 vezes a taxa esperada na população em geral; este declínio é provavelmente multifatorial e está ligado ao tratamento com inibidores da calcineurina, aos efeitos da hipertensão e da hipercolesterolemia, a angiografias coronárias repetidas e a possíveis efeitos imunomediados (132).

A transplantação combinada de coração e rim é uma opção para os doentes com transplante cardíaco e doença renal básica grave, apoiada por dados do registo da United Network for Organ Sharing (UNOS) (133) que sugerem que o transplante combinado ultrapassa a desvantagem de sobrevivência associada à disfunção renal pré-operatória observada com o transplante cardíaco isolado e pode ser uma opção preferível nestes doentes.

Outra opção é o transplante renal após o transplante cardíaco em doentes que desenvolvem ESRD após o transplante cardíaco (133,134)mas é muitas vezes difícil diferenciar os doentes em que a insuficiência renal se deve a uma causa reversível da doença renal intrínseca, e a prática clínica varia consideravelmente; esta distinção é essencial porque, em doentes com suspeita de SRC, a restauração do débito cardíaco no contexto agudo resultará frequentemente numa melhoria da função renal, ao passo que, em doentes com doença renal intrínseca, essa recuperação renal não é esperada; as actuais directrizes de consenso recomendam que se considere a possibilidade de um transplante cardio-renal simultâneo em candidatos a transplante cardíaco com DRC moderada a grave estabelecida (rins pequenos na imagiologia, proteinúria persistente >0,5g/dia), embora sejam necessários mais estudos para definir os critérios ideais de seleção de doentes (112).

10. Cuidados paliativos

A DRC avançada é sinónimo de mau prognóstico e qualidade de vida. Para além dos sintomas físicos da ICC, a depressão é também prevalente nesta população, mas continua a ser subdiagnosticada e subtratada, apesar de ser um preditor independente de mortalidade e de agravamento dos sintomas de ICC em doentes com RSC avançada, realçando os potenciais benefícios dos cuidados paliativos nesta população de doentes, tal como demonstrado por uma meta-análise de 15 estudos que sugerem que estas intervenções induzem melhores resultados com uma redução do risco de reinternamento até 44% (135,136).

VIII. CASOS CLÍNICOS ILUSTRES

Caso clínico n.º 1

Paciente D.M., 59 anos, casado, comerciante de profissão, natural de Argel, antecedentes de DMNID, hipertensão arterial, seguido por cardiomiopatia dilatada desde 2017, tratado com Carvedilol 6,25 mg/d, furosemida 40 em quatro doses por dia e Ramipril 2,5 mg/d, sob anticoagulação oral com antivitamina K (Acenocumarol) admitido no serviço de cardiologia por descompensação cardíaca global predominantemente à direita.

<u>Na admissão</u>

O doente encontrava-se em bom estado geral, dispneico, com edema bilateral dos membros inferiores (OMI), tensão arterial 110/80 mm Hg, SpO2 94%, frequência cardíaca 92 bpm. O doente pesava 96 kg e tinha 1,80 m de altura. O exame clínico revelou adenopatia cervical com hepatomegalia, mas sem esplenomegalia.

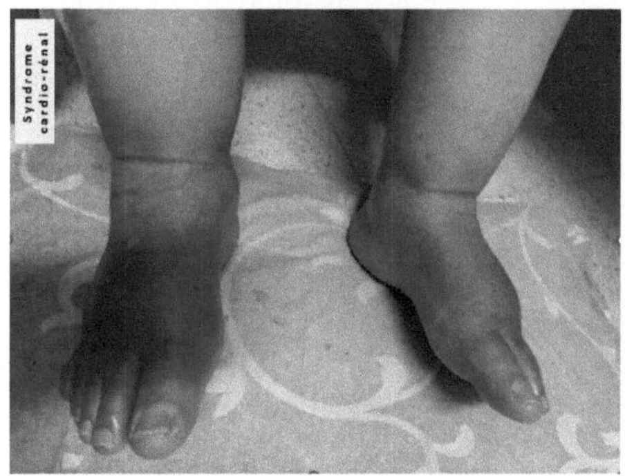

Figura 1: Edema dos membros inferiores

O ECG mostrava fibrilhação auricular a 84 bpm, com planificação anterior das ondas R e respeito pelo QRS inferior.

Os exames biológicos revelaram anemia, com hemoglobina de 9,7 g/dl, plaquetas de 166.000/mm^3 e leucócitos de 3000/mm$^{3.}$ A função renal estava comprometida, com ureia de 0,62 g/l e creatinina de 20 mg/l. A PCR era de 5,3 mg/l, a natremia de 137 meq/l e a calemia de 3,7 meq/l.

O que fazer

Em caso de emergência, o doente deve sentir-se confortável, iniciar o tratamento com um diurético de ansa IV: Furosemida 60 mg 3 vezes por dia e manter a anticoagulação com Acenocumarol com um INR alvo.

A ecografia cervical de 11/05/2023 revelou adenopatia supraclavicular. A ecografia abdominal e pélvica de 08/05/2023 revelou hepatomegalia congestiva com síndrome de hipertensão portal e ascite abundante secundária a doença cardíaca, cardiomegalia com síndrome intersticial pulmonar sugestiva de edema agudo do pulmão.

O ecodopplercardiograma de 12/11/2021 mostrou cardiopatia dilatada com disfunção sistólica e diastólica do ventrículo esquerdo, câmaras cardíacas direitas dilatadas, HAP, pericárdio livre, FE: 35%, IM grau 3, OG dilatadas, hipocinesia global, IT grau 2.

Dado o aumento do edema, ascite e baixa diurese sob tratamento diurético, foram indicadas sessões de ultrafiltração.

Início das sessões em 14/05/2023, em dias alternados, com depleção de 2 a 3 kg/sessão

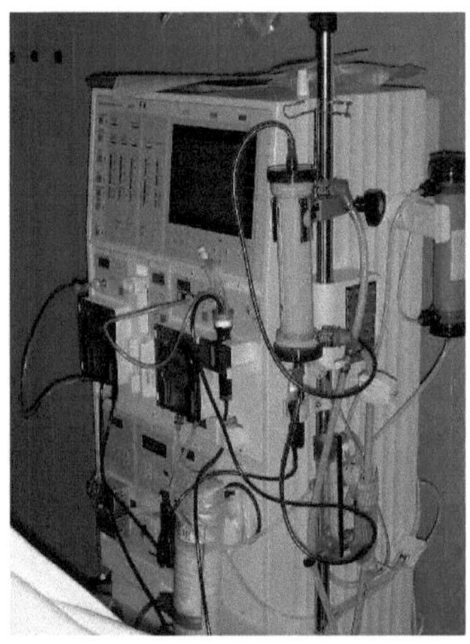

Figura 2: Máquina de diálise Fresenius 4008

A avaliação a 21/05/2023 revelou uma FNS com leucócitos a 4950/mm^3 , Hb a 8,8, Hte a 27,8%, VGM a 88,8 fl, MCHF a 31,5 e plaquetas a 220 G/mm$^{3.}$

Após seis sessões de ultrafiltração, o doente ficou esgotado, o seu peso diminuiu 12 kg, o edema diminuiu, a ascite desapareceu e o seu estado geral melhorou.

Caso clínico n.º 2

Paciente H.Y., nascido em 1950, 73 anos, admitido no Serviço de Cardiologia em 6/12/2022 com descompensação cardíaca recorrente.

Na sua história, o doente apresenta vários factores de risco cardiovascular, hipertensão arterial em tratamento, diabetes de tipo 2 com insulina, obesidade abdominal, síndrome de apneia e hipopneia obstrutiva do sono (SAHOS) e insuficiência renal crónica desconhecida. Foi-lhe implantado um pacemaker em modo VVI em março de 2022, na sequência de um bloqueio atrioventricular e de uma arritmia completa por fibrilhação auricular permanente. Está também a ser monitorizado para a insuficiência cardíaca.

A história da doença

Esta situação vinha ocorrendo há algumas semanas e foi marcada pelo aparecimento de edema dos MI e ascite de agravamento progressivo. Na admissão, o doente encontrava-se consciente, colaborante, dispneico tipo III, apirético, hemodinamicamente estável, TA 95/53 mm Hg, FC 72 bpm, SpO2 99%. Peso 88 kg e altura 174 cm.

O exame revelou sinais de insuficiência cardíaca direita: OMI, ascite abundante e turgência das veias periféricas.

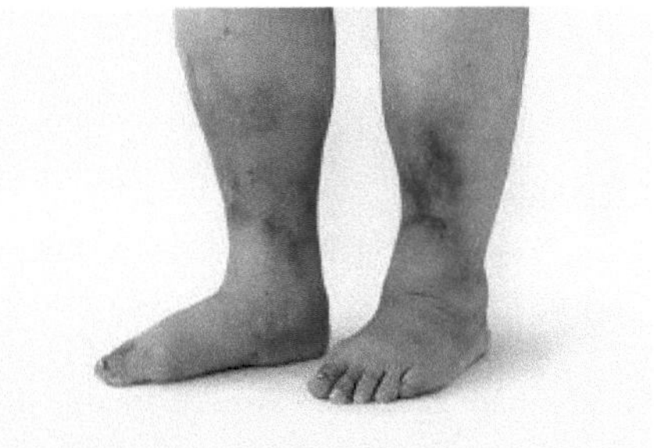

Figura 3: Edema dos membros inferiores

A auscultação cardíaca revelou sons cardíacos bem definidos, a auscultação pulmonar estava desobstruída e o exame neurológico revelou um doente consciente com um score de 15/15.

O ECG mostrava um ritmo electroestimulado de 72 bpm. Os exames biológicos revelaram insuficiência renal com ureia de 2,93 g/l, creatinina de 23 mg/l e TFG de 29 ml/min/1,73 m^{2} . A natraemia era de 134 meq/l e a calemia de 3.7 meq/l, AST 31 UI/l, ALT 20 UI/l, PAL 81 UI/l, albumina 39 g/l, BT 14 mg/l e BD 9 mg/l. FNS mostrou WBC 6330/µl, Hb 8,8 g/dl e plaquetas 232.000/mm^{3} . O INR era de 1,38.

<u>O tratamento intra-hospitalar</u> consistiu em condicionamento, início de Furosemida com SAP na dose de 3cc/h, Hidroclorotiazida: 25 mg/d, Espironolactona: 75 mg ½ cp /d e marcação de sessões de hemodiálise com transfusão de concentrado de glóbulos vermelhos.

A ecografia abdominal e renal revelou rins hiperecóicos com perda da diferenciação cortico-medular.

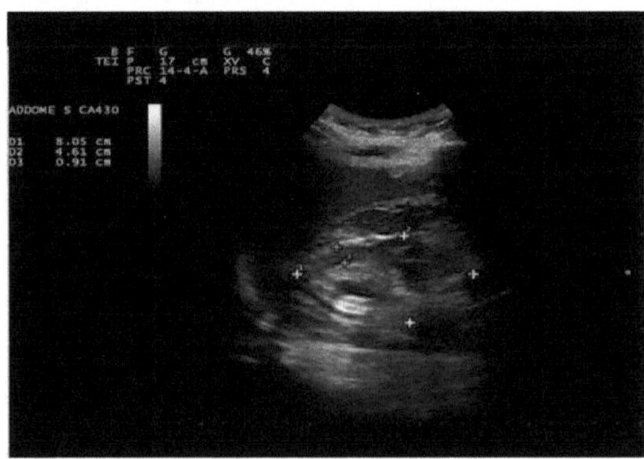

Figura 4: Ecografia abdominal-renal: rins hiperecóicos

<u>Desenvolvimento no departamento</u>

O paciente estava consciente, em BEG, hemodinamicamente estável, PA 140/70 mmHg, FC 60 bpm, SpO2 99%, sem sinais de ICD ou ICG.

Ecocardiograma cardíaco: VE não dilatado, hipertrofiado, FE preservada, presença de alterações cinéticas no septo, PDR elevada, HP de probabilidade intermédia, pericárdio seco, VE basalmente dilatado com função sistólica borderline.

 Os exames biológicos revelaram ureia a 1,42 g/l, creatinina a 23 mg/l, Natremia a 136 meq/l, Kalemia a 3,9 meq/l, AST a 31 UI/l, ALT a 20 UI/l, PAL a 81 UI/l, albumina a 39 g/l, BT a 17 mg/l.

A FNS objectivou leucócitos em 5340/µl (L em $0,85_x10$ /mm [33] , PNN em $3,7_x10$ /mm [33] , PNE em $0,17_x10$ /mm [33] , MN em 0.5_x10 /mm[33]), Hb 8,7 g/dl, Hte 27,6%, VGM 90,7 fl, CCMH 31,7, plaquetas 247.000/mm[3.]

Aos 23 dias de internamento, o doente encontrava-se hemodinamicamente estável, com diurese de 4,5 l/24h, função renal ainda comprometida com ureia 2 g/l, creatinina 21 mg/l, natraemia 135 e hipocaliemia 2,8 meq/l. INR 1,85.

O nosso curso de ação foi reduzir a furosemida, mudar para bólus IV 60 mg 3_x/d e dar uma carga de potássio ao SAP (1gr em 60 cc para ser renovado 4X/d).

No 25º dia, a diurese era de 4000 cc/24H, o que levou à interrupção da furosemida IV.

TRT à saída:

O doente teve alta em tratamento oral com Furosemida 500 mg/d, Aldactone 75 mg/l ½ cp/d e Sintrom 1/4 cp/d com uma carta de referência para a Nefrologia.

O paciente foi readmitido no hospital em 04/05/2023 por descompensação do coração direito.

A história remonta a 5 dias, marcados pelo aparecimento de edema dos membros inferiores.

O exame clínico revelou um doente em GCS moderado, com OMI importante, ascite abundante e diurese preservada: sinais de insuficiência cardíaca direita e esquerda, FC de 84 bpm, PA de 130/107 mmHg.

As análises ao sangue revelaram ureia a 2,78 g/l, creatinina a 29 mg/l, Natremia a 129 meq/l e Kalemia a 4,6 meq/l.

Durante o internamento, a insuficiência renal agravou-se, com ureia de 2,98 g/l, creatinina de 30 mg/l e início de oligúria com diurese de 0,5 l/d.

O que fazer

Reintrodução de furosemida a 3cc/H na SAP e indicação para sessões de ultrafiltração. Em 5/10/2023, ureia de 2,88 e creatinina de 32 mg/l, foi iniciada HD com transfusão de um concentrado de hemácias.

Em 14 de maio de 2023, a ureia subiu para 3 g/l, a creatinina para 40 mg/l e a hiponatremia para 125 meq/l, o que levou à intensificação das sessões de ultrafiltração.

Evolução

Durante a hospitalização, o doente desenvolveu febre com hiperleucocitose. As hemoculturas revelaram uma enterobacter do grupo KES sensível à cefotaxima e à ciprofloxacina. A UF foi continuada com transfusão de CG.

Ultrassom Doppler cardíaco

VE não dilatado, hipertrofiado, com função sistólica preservada e FE de 58%. Fuga tricúspide moderada a moderada, pressões de enchimento elevadas, câmaras direitas dilatadas, VE com função sistólica limítrofe. HP de probabilidade intermédia, pericárdio seco.

CAT: continuar as sessões de UF de 48 em 48 horas com diálise (2l UF/sessão)

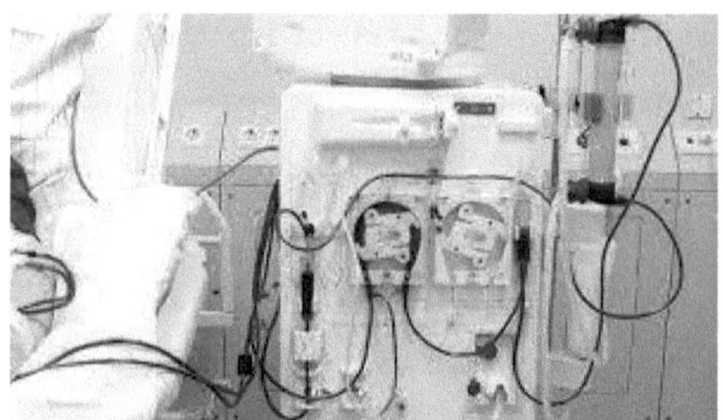

Figura 5: Ultrafiltração com uma máquina de hemodiálise

Após 10 sessões de hemodiálise, o estado clínico melhorou, o doente perdeu 13 kg, o edema desapareceu e os níveis de ureia e creatinina baixaram para 1 g/l e 20 mg/l, respetivamente.

Caso clínico n.º 3

Doente R.B., 71 anos, admitido em 15/05/2023 com endocardite infecciosa de uma válvula mitral nativa complicada por enfarte grave com insuficiência cardíaca (OAP e ICG).

O doente era diabético de tipo 2 a tomar insulina, hipertenso e tinha hipertrofia benigna da próstata.

<u>História da doença</u>

Há quinze dias, em resposta ao aparecimento de uma síndrome infecciosa, um teletórax realizado em 8/5/2023 revelou uma opacidade parenquimatosa basal direita de tonalidade aquosa, uma mancha heterogénea, mal delimitada (provável foco de pneumopatia infecciosa), tendo sido feito o diagnóstico de pneumopatia.

Uma semana mais tarde, foi a uma consulta de cardiologia de urgência por OPA e suspeita de endocardite infecciosa.

<u>O exame </u>revelou um doente em mau estado geral, com ortopneia, sopro MI 4/6, estertores crepitantes 2/3, OMI e TA de 110/70 mmHg. A nível neurológico, o doente estava sonolento e apresentava uma pontuação de 15/15.

Rede arterial: pulsos presentes em toda a extensão, sem sinais de pseudoaneurisma ou fístula arteriovenosa. Rede venosa: sem sinais de trombose venosa profunda.

A procura de um ponto de entrada revelou uma má higiene oral e intertrigo.

<u>O teletórax </u>revelou edema intersticial bilateral.

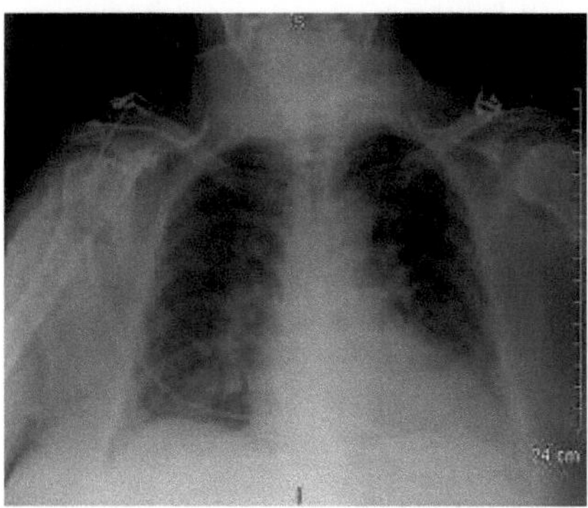

Figura 6: Edema intersticial bilateral (OAP)

<u>O ecocardiograma </u>de urgência revelou uma massa anecóica na face ventricular da válvula mitral de grandes dimensões sugestiva de vegetação mutilante (20 x 15 mm), enfarte maciço por prolapso de A2 em provável rotura de cordas, VE não hipertrofiado de dimensões limítrofes com boa função sistólica e FE de 60%, OG dilatada, VD não dilatada e com boa função, TAPS de 24 mm, IT de grandes dimensões, HP de alta probabilidade (PAPS de 70 mm) e pericárdio seco.

<u>As análises biológicas</u> de 13/5/2023 revelaram uma glicemia de 2,43 g/l, ureia de 2,89 g/l, creatinina de 29 mg/l, PCR de 102 mg/l, Natremia de 118 meq/l e Kalemia de 5 meq/l.

A FNS revelou Hb 8,7 g/dl, Hte 27,7%, VGM 79,9 fl, CCMH 31,3, WBC 20340/mm^3 , PNN 89,9%, plaquetas 503000/mm^3 e PT 81%.

O ECG mostrava um ritmo sinusal regular, QRS fino e sem perturbações da repolarização.

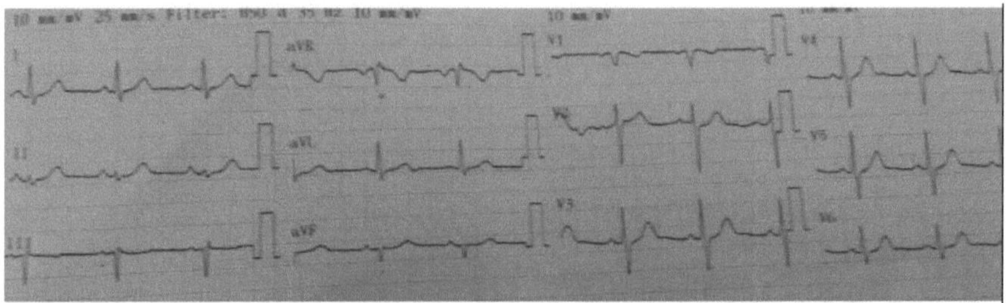

Figura 7: ECG mostrando QRS fino, sem distúrbios de repolarização

<u>O que fazer</u>

Foi introduzida restrição de fluidos e de sódio, com quantificação e ionograma da urina, e foram efectuadas hemoculturas.

A diálise foi iniciada em 18/05/2023 com injecções de vancomicina 1g/10 d e gentamicina 1mg/kg/d durante 3 dias.

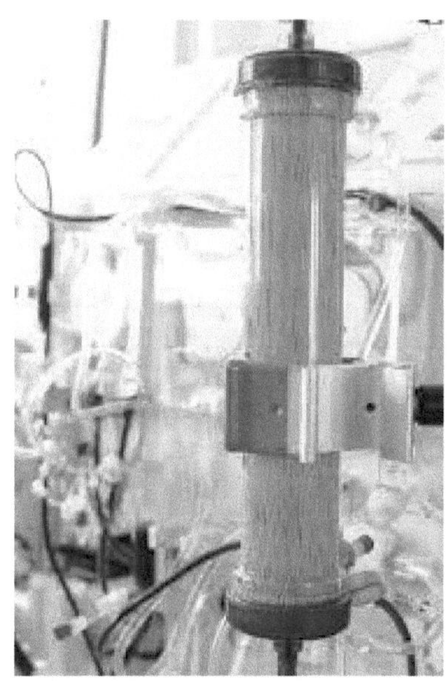

Figura 8: Filtro de diálise utilizado para hemodiálise

20 de maio: sinais de insuficiência ventricular esquerda, TA 110/70 mm Hg, crepitação no 1/3 inferior.

Em 21/05, foi efectuada uma sessão de ultrafiltração. Os resultados revelaram uma ureia de 1,67 g/l e uma creatinina de 16 mg/l.

As sessões de hemodiálise foram interrompidas a 22/05 após melhoria da função renal e desaparecimento dos sinais de PAO.

Bibliografia

1 Ronco C, McCullough P, Anker SD, et al. Cardio-renal syndromes: report from the consensus conference of the acute dialysis quality initiative. Eur Heart J 2010;31:703-11.

2 House AA, Anand I, Bellomo R, et al. Definição e classificação das síndromes cardio-renais: declarações do grupo de trabalho da 7.ª conferência de consenso da ADQI. Nephrol Dial Transplant 2010;25(5): 1416-20.

3. Ronco C, House AA, Haapio M. Cardiorenal syndrome: refining the definition of a complex symbiosis gone wrong. Intensive Care Med 2008; 34(5):957.

4. Saúde, Estados Unidos. Com destaque para a mortalidade, 87, 2017. Disponível em: https://www.cdc. gov/nchs/data/hus/hus17.pdf.

5 .Damman K, Tang WHW, Testani JM, et al. Terminologia e definição de alterações da função renal na insuficiência cardíaca. Eur Heart J 2014;35(48):3413-6.

6 Bagshaw SM, Cruz DN, Aspromonte N, et al. Epidemiology of cardio-renal syn_dromes: workgroup statements from the 7th ADQI Consensus Conference. Nephrol Dial Transplant 2010;25:1406-16.

7 Cheung AK, Sarnak MJ, Yan G, et al. Cardiac diseases in maintenance hemodialysis patients: results of the HEMO Study. Kidney Int 2004;65:2380-9.

8. Rangaswami J, Bhalla V, Blair JE, et al. Síndrome cardiorrenal: classificação, fisiopatologia, diagnóstico e estratégias de tratamento: uma declaração científica da American Heart Association. Circulation 2019;139:e840-e78.

9. Vallabhajosyula S, Sakhuja A, Geske JB, et al. Perfil clínico e resultados da síndrome cardiorrenal aguda tipo 5 na sepse: um estudo de coorte de oito anos. PLoS One 2018;13:e0190965.

10   Almaani S, Meara A, Rovin BH. Atualização sobre nefrite lúpica. Clin J Am Soc Nephrol 2017;12:825-35.

11   .Rezk T, Lachmann HJ, Fontana M, et al. Amiloidose AL cardiorrenal: estratificação de risco e resultados baseados em biomarcadores cardíacos e renais. Br J Haematol 2019;186:460-70.

12.   Lu JY, Buczek A, Fleysher R, et al. Resultados de pacientes hospitalizados com COVID_19 com lesão renal aguda e lesão cardíaca aguda. Front Cardiovasc Med 2021;8:798897.

13   . Khwaja A. Directrizes de prática clínica KDIGO para a lesão renal aguda. Nephron Clin Pract 2012; 120(4):c179-84.

14   Malbrain ML, Cheatham ML, Kirkpatrick A, et al. Resultados da conferência internacional de peritos sobre hipertensão intra-abdominal e síndrome do compartimento abdominal. I. Definições. Intensive Care Med 2006;32(11):1722-32.

15   Dalfino L, Tullo L, Donadio I, et al. Hipertensão intra-abdominal e insuficiência renal aguda em doentes críticos. Intensive Care Med 2008;34(4):707-13.

16   Mullens W, Abrahams Z, Skouri HN, et al. Elevated intra-abdominal pressure in acute decompensated heart failure: a potential contributor to worsening renal function? J Am Coll Cardiol 2008;51(3): 300-6.

17   Damman K, van Deursen VM, Navis G, et al. O aumento da pressão venosa central está associado a uma função renal prejudicada e à mortalidade num vasto espetro de doentes com doenças cardiovasculares. J Am Coll Cardiol 2009;53(7):582-8.

18.   Maeder MT, Holst DP, Kaye DM. Tricuspid regurgi_tation contributes to renal dysfunction in patients with heart failure. J Card Fail 2008;14(10):824-30.

19   Binanay C, Califf RM, Hasselblad V, et al. Evalua_tion study of congestive heart failure and pulmo_nary artery catheterization effectiveness: the ESCAPE trial. JAMA 2005;294(13):1625-33.

20.   Tarvasma¨ki T, Haapio M, Mebazaa A, et al. Lesão renal aguda em choque cardiogénico: definições, inci_dência, alterações hemodinâmicas e mortalidade. Eur J Heart Fail 2018;20(3):572-81.

21   Lauschke A, Teichgra¨ber UKM, Frei U, et al. 'Low_dose' dopamine worsens renal perfusion in pa_tients with acute renal failure. Kidney Int 2006; 69(9):1669-74.

22   Ferrario CM, Strawn WB. Role of the renin_angiotensin-aldosterone system and proinflamma_tory mediators in cardiovascular disease. Am J Cardiol 2006;98(1):121-8.

23.   Kopp UC. Neural control of renin secretion rate. Morgan & Claypool Life Sciences;   2011.   Disponível   em: https://www.ncbi.nlm.nih.gov/books/NBK57240/. Acedido em 3 de janeiro de 2019.

24   Harrison-Bernard LM. O sistema renina-angiotensina renal. Adv Physiol Educ 2009;33(4):270-4.

25   Barton M, Shaw S, d'uscio LV, et al. Angiotensin II increases vascular and renal endothelin-1 and functional endothelin converting enzyme activity in vivo: role of ETA receptors for endothelin regula_tion. Biochem Biophys Res Commun 1997;238(3): 861-5.

26   Hitomi H, Kiyomoto H, Nishiyama A. Angiotensina II e stress oxidativo. Curr Opin Cardiol 2007;22(4): 311-5.

27   Funaya H, Kitakaze M, Node K, et al. Plasma aden_osine levels increase in patients with chronic heart failure. Circulation 1997;95(6):1363-5.

28   Massie BM, O'Connor CM, Metra M, et al. Rolofyl_line, um antagonista do recetor A1 de adenosina, na insuficiência cardíaca aguda. N Engl J Med 2010;363(15): 1419-28.

29.   Torres VE. Vasopressina na doença renal crónica, um elefante na sala? Kidney Int 2009;76(9): 925-8.

30.   Rubattu S, Mennuni S, Testa M, et al. Patogénese da síndrome cardiorrenal crónica: existe um papel para o stress oxidativo? Int J Mol Sci 2013;14(11): 23011-32.

31.   Virzi` GM, Clementi A, de Cal M, et al. Estresse oxidativo: indução de via dupla na patogênese do síndrome cardiorrenal tipo 1. Oxid Med Cell Longev 2015;2015. https://doi.org/10.1155/2015/391790.

32   Chabrashvili T, Kitiyakara C, Blau J, et al. Effects of ANG II type 1 and 2 receptors on oxidative stress, renal NADPH oxidase, and SOD expression. Am J Physiol Regul Integr Comp Physiol 2003;285(1): R117-24.

33   Ushio-Fukai M, Zafari AM, Fukui T, et al. P22phox é um componente crítico do sistema NADH/NADPH oxidase gerador de superóxidos e regula a hipertrofia induzida pela angiotensina II nas células musculares lisas vasculares. J Biol Chem 1996;271(38): 23317-21.

34.   Modaresi A, Nafar M, Sahraei Z. Stress oxidativo na doença renal crónica 2015;9(3):15.

35   Wettersten N, Maisel AS. Biomarcadores para insuficiência cardíaca: uma atualização para os profissionais de medicina interna. Am J Med 2016;129(6):560-7.

36   Stenvinkel P, Ketteler M, Johnson RJ, et al. IL-10, IL-6, and TNF-alpha: central factors in the altered cytokine network of uremia-the good, the bad, and the ugly. Kidney Int 2005;67(4):1216-33.

37   Cermak J, Key NS, Bach RR, et al. A proteína C-reactiva induz os monócitos do sangue periférico humano a sintetizar o fator tecidular. Sangue 1993;82(2): 513-20. Disponível em: http://www.bloodjournal.org/content/82/2/513. Acedido em 22 de janeiro de 2019.

38   . Minami Y, Kajimoto K, Sato N, et al. Efeito do nível elevado de proteína C reativa na alta no resultado a longo prazo em pacientes hospitalizados por insuficiência cardíaca aguda. Am J Cardiol 2018;121(8):961-8.

39   Kim B-S, Jeon DS, Shin MJ, et al. Persistent eleva_tion of C-reactive protein may predict cardiac hy_pertrophy and dysfunction in patients maintained on hemodialysis. Am J Nephrol 2005;25(3):189-95.

40.   Chinnappa S, Tu Y-K, Yeh YC, et al. Associação entre toxinas urémicas ligadas a proteínas e disfunção cardíaca assintomática em doentes com doença renal crónica. Toxins (Basel) 2018; 10(12). https://doi.org/10.3390/toxins10120520.

41. Lin C-J, Liu H-L, Pan C-F, et al. Indoxyl sulfate pre_dicts cardiovascular disease and renal function deterioration in advanced chronic kidney disease. Arch Med Res 2012;43(6):451-6.

42 Wu I-W, Hsu K-H, Lee C-C, et al. O sulfato de p-cresilo e o sulfato de indoxilo prevêem a progressão da doença renal crónica. Nephrol Dial Transplant 2011;26(3):938-47.

43 Barreto FC, Barreto DV, Liabeuf S, et al. Serum indoxyl sulfate is associated with vascular disease and mortality in chronic kidney disease patients. Clin J Am Soc Nephrol 2009;4(10):1551-8.

44. Kao Y-H, Chen Y-C, Lin Y-K, et al. FGF-23 desregula a homeostase do cálcio e as propriedades electrofisiológicas em células atriais HL-1. Eur J Clin Invest 2014;44(8):795-801.

45 Adams KF, Patterson JH, Oren RM, et al. Avaliação prospetiva da ocorrência de anemia em doentes com insuficiência cardíaca: resultados do registo do estudo da anemia numa população com insuficiência cardíaca (STAMINA_HFP). Am Heart J 2009;157(5):

46 Young JB, Abraham WT, Albert NM, et al. Relation of low hemoglobin and anemia to morbidity and mortality in patients hospitalized with heart failure (insight from the OPTIMIZE-HF registry). Am J Car_diol 2008;101(2):223-30.

47 McClellan W, Aronoff SL, Bolton WK, et al. The prevalence of anemia in patients with chronic kidney disease. Curr Med Res Opin 2004;20(9): 1501-10.

48 Grune T, Sommerburg O, Siems WG. Oxidative stress in anemia. Clin Nephrol 2000;53(1 Suppl):S18-22. Disponível em: http://europepmc.org/abstract/med/ 10746801. Acedido em 21 de janeiro de 2019.

49 Denton KM, Shweta A, Anderson WP. Pre_glomerular and postglomerular resistance re_sponses to different levels of sympathetic activation by hypoxia. J Am Soc Nephrol 2002; 13(1):27-34. Disponível em: https://jasn.asnjournals. org/content/13/1/27. Acedido em 21 de janeiro de 2019.

50   Singh AK, Szczech L, Tang KL, et al. Correção da anemia com epoetina alfa na doença renal crónica. N Engl J Med 2006;355(20):2085-98.

51   Pfeffer MA, Burdmann EA, Chen C-Y, et al. A trial of darbepoetin alfa in type 2 diabetes and chronic kidney disease. N Engl J Med 2009;361(21): 2019-32.

52.   Swedberg K, Young JB, Anand IS, et al. Tratamento da anemia com darbepoetina alfa na insuficiência cardíaca sistólica. N Engl J Med 2013;368(13):1210-9.

53.   Mehta RL, Rabb H, Shaw AD, et al. Síndrome cardiorrenal tipo 5: apresentação clínica, fisiopatologia e estratégias de gestão da décima primeira conferência de consenso da Acute Dialysis Quality Initiative (ADQI). Contrib Nephrol 2013; 182:174-94.

54.   Di Lullo L, Bellasi A, Barbera V, et al. Fisiopatologia das síndromes cardio-renais tipos 1-5: uma atualização. Indian Heart J 2017;69(2):255-65.

55.   Hatamizadeh P, Fonarow GC, Budoff MJ, et al. Síndrome car_diorenal: fisiopatologia e potenciais alvos para a gestão clínica. Nat Rev Nephrol 2013;9(2):99-111.

56.   van Kimmenade RR, Januzzi JL, Jr, Baggish AL, et al. Amino-terminal pro-brain natriuretic Peptide, renal function, and outcomes in acute heart failure: redefining the cardiorenal interaction? J Am Coll Cardiol 2006;48:1621-7.

57   McCallum W, Tighiouart H, Kiernan MS, Huggins GS, Sarnak MJ. Relação do declínio da função renal e NT-proBNP com risco de mortalidade e readmissão na insuficiência cardíaca descompensada aguda. Am J Med 2020;133:115-22. e2.

58   Wu AH, Wians F, Jaffe A. Variação biológica da galectina-3 e ST2 solúvel para a insuficiência cardíaca crónica: implicações na interpretação dos resultados dos testes. Am Heart J 2013;165:995-9.

59.   Ng LL, Squire IB, Jones DJL, et al. Proenkephalin, disfunção renal e prognóstico em pacientes com insuficiência cardíaca aguda: um grande estudo de rede. J Am Coll Cardiol 2017;69:56-69.

60   Lena A, Anker MS, Springer J. Desperdício muscular e sarcopenia na insuficiência cardíaca - o estado atual da ciência. Int J Mol Sci 2020;21:6549.

61   Lassus J, Harjola VP. Cystatin C: um passo em frente na avaliação da função renal e do risco cardiovascular. Heart Fail Rev 2012;17:251-61.

62   Roos JF, Doust J, Tett SE, Kirkpatrick CM. Diagnostic accuracy of cystatin C com_pared to serum creatinine for the estimation of renal dysfunction in adults and child_ren_a meta-analysis. Clin Biochem 2007;40:383-91.

63   Jackson CE, Solomon SD, Gerstein HC, et al. Albuminuria in chronic heart failure: prevalence and prognostic importance. Lancet (Londres, Inglaterra) 2009;374:543- 50.

64.   Mi~nana G, Ll_acer P, Sanchis I, et al. Sódio urinário pontual precoce e eficácia diurética na insuficiência cardíaca aguda e disfunção renal concomitante. Cardiorenal Med 2020;10:362-72.

65   Mavrakanas TA, Khattak A, Singh K, Charytan DM. Epidemiologia e his_tória natural das síndromes cardiorrenais numa coorte com ecocardiografia. Clin J Am Soc Nephrol 2017;12:1624-33.

66   Tandon R, Mohan B, ST Chhabra, Aslam N, Wander GS. Preditores clínicos e ecocardiográficos da síndrome cardiorrenal tipo I em pacientes com disfunção isquémica aguda do ventrículo direito. Cardiorenal Med 2013;3:239-45.

67   Heidenreich PA, Bozkurt B, Aguilar D, et al. 2022 AHA/ACC/HFSA guideline for the management of heart failure: a report of the American college of cardiology/American heart association joint committee on clinical practice guidelines. J Am Coll Cardiol 2022;79:e263-421.

68.   Hassanin N, Alkemary A. Deteção precoce de cardiomiopatia urêmica subclínica usando ecocardiografia bidimensional de rastreamento de manchas. Echocardiography 2016;33:527–36.

69.   Iida N, Seo Y, Sai S, et al. Implicações clínicas da avaliação hemodinâmica intrarrenal por ultrassonografia com doppler na insuficiência cardíaca. JACC Heart Fail 2016;4:674-82.

70.   Rutherford E, Talle MA, Mangion K, et al. Definindo anormalidades do tecido miocárdico na insuficiência renal em estágio terminal com ressonância magnética cardíaca usando mapeamento T1 nativo. Kidney Int 2016;90:845-52.

71   Breidthardt T, Cox EF, Squire I, et al. The pathophysiology of the chronic cardiore_nal syndrome: a magnetic resonance imaging study. Eur Rad.

72   Eisenberg PR, Jaffe AS, Schuster DP. Clinical evaluation compared to pulmonary artery catheterization in the hemodynamic assessment of critically ill patients. Crit Care Med 1984;12:549-53.

73.   Grodin JL, Drazner MH, Dupont M, et al. Uma elevação desproporcional da pressão de enchimento ven_tricular direito, em relação à pressão de enchimento ventricular esquerdo, está associada a insuficiência renal e aumento da mortalidade na insuficiência cardíaca descompensada avançada. Am Heart J 2015;169:806-12.

74.   Lo KB, Mezue K, Ram P, et al. Parâmetros ecocardiográficos e hemodinâmicos associados à diminuição da filtração renal em pacientes com insuficiência cardíaca com fração de ejeção preservada. Cardiorenal Med 2019;9:83-91.

75.   Akanksha Agrawal, Mario Naranjo, Napatt Kanjanahattakij, Janani Rangaswami, Shuchita, Síndrome cardiorrenal na insuficiência cardíaca com fração de ejeção preservada - uma entidade clínica sub-reconhecida, Heart Failure Reviews (2019) 24:421-437 https://doi.org/10.1007/s10741-018-09768-9.

76   Winton FR. A influência da pressão venosa no rim isolado de mamíferos. J Physiol 1931;72(1): 49-61.

77   Schrier RW, De Wardener HE. Tubular reabsorption of sodium ion: influence of factors other than aldo_sterone and glomerular filtration rate. 2. N Engl J Med 1971;285(23):1292-303.

78.   Verbrugge FH, Dupont M, Steels P, et al. Abdom_inal contributions to cardiorenal dysfunction in congestive heart failure. J Am Coll Cardiol 2013; 62(6):485-95.

79.   Konstam MA, Kiernan MS, Bernstein D, et al. Evaluation and management of right_sided heart failure: a scientific statement from the. Am Heart Associat. Circ 2018;137:e578-622.

80   Scantlebury DC, Hayes SN, Garovic VD. Pré-eclâmpsia e síndromes mater_nais da placenta: um indicador ou causa de doença cardio_vascular a longo prazo? Heart. 2012;98(15):1109-11. doi:10.1136/heartjnl_2012-30207.

81.   Maynard SE, Min JY, Merchan J, Lim KH, Li J, Mondal S, et al. Excess placental soluble fms-like tyrosine kinase 1 (sFlt1) may con_tribute to endothelial dysfunction, hypertension, and proteinuria in preeclampsia. J Clin Invest. 2003;111(5):649-58. doi:10.1172 /JCI17189.

82   Craici I, Wagner SJ, Weissgerber TL, Grande JP, Garovic VD. Avanços na fisiopatologia da pré-eclâmpsia e lesão de podócitos relacionada. Kidney Int. 2014;86(2):275-85.

83   Fisher KA, Luger A, Spargo BH, Lindheimer MD. Hypertension in pregnancy: clinical-pathological correlations and remote prognosis (Hipertensão na gravidez: correlações clínico-patológicas e prognóstico remoto). Medicine. 1981;60(4):267-76.

84.   Valentin Maisonsa,, Jean-Michel Halimia, Gregoire Fauchier, et al.Type 2 diabetes and cardiorenal syndromes. A nationwide French hospital cohort study Diabetes & Metabolism 49 (2023) 101441.

85.   Denis J. Donovan, Namrata G. Jain, Valeriya M. Feygina, Hilda E, Fernandez, Warren A, Zuckerman, nova abordagem à síndrome cardiorrenal pediátrica, Elsevier, Progress in Pediatric Cardiology 69 (2023) 101635.

86   Felker GM, Lee KL, Bull DA, et al. Diuretic strategies in patients with acute decom_pensated heart failure (Estratégias diuréticas em pacientes com insuficiência cardíaca aguda descompensada). N Engl J Med 2011;364:797-805.

87.   Kuriyama A, Urushidani S. Administração contínua versus intermitente de furose_mida na insuficiência cardíaca aguda descompensada: uma revisão sistemática e meta-análise. Heart Fail Rev 2019;24:31-9.

88. Grodin JL, Stevens SR, de Las Fuentes L, et al. Intensificação da terapia medicamentosa para a síndrome cardiorrenal na insuficiência cardíaca aguda descompensada. J Card Fail 2016;22:26-32.

89. Rao VS, Ahmad T, Brisco-Bacik MA, et al. Efeitos renais da remoção intensiva de volume em pacientes com insuficiência cardíaca com piora da função renal preexistente. Circ Heart Fail 2019;12:e005552.

90. Caravaca P_erez P, Nuche J, Mor_an Fern_andez L, et al. Papel potencial da resposta natriurética ao teste de estresse com furosemida durante a insuficiência cardíaca aguda. Circ Heart Fail 2021;14:e008166.

91. Ahmad T, Jackson K, Rao VS, et al. O agravamento da função renal em pacientes com insuficiência cardíaca aguda submetidos a diurese agressiva não está associado à lesão tubular. Circulação 2018;137:2016-28.

92 Ter Maaten JM, Beldhuis IE, van der Meer P, et al. Terapia guiada por natriurese na insuficiência cardíaca aguda: lógica e desenho do ensaio Pragmatic Urinary Sodium-based treatment algoritHm in Acute Heart Failure (PUSH-AHF). Eur J Heart Fail 2022;24:385-92.

93. Bart BA, Goldsmith SR, Lee KL, et al. Ultrafiltração na insuficiência cardíaca descompensada com síndrome cardiorrenal. N Engl J Med 2012;367:2296-304.

94. Costanzo MR, Negoianu D, Jaski BE, et al. Aquaférese versus diuréticos intravenosos e hospitalizações por insuficiência cardíaca. JACC Heart Fail 2016;4:95-105.

95 .Sens F, Schott-Pethelaz AM, Labeeuw M, Colin C, Villar E. Survival advantage of hemodialysis relative to peritoneal dialysis in patients with end-stage renal disease and congestive heart failure. Kidney Int 2011;80:970-7.

96 Kawaguchi Y, Hasegawa T, Nakayama M, Kubo H, Shigematu T. Issues affecting the longevity of the continuous peritoneal dialysis therapy. Kidney Int Suppl 1997;62:S105-7.

97. Kraus MA, Kansal S, Copland M, Komenda P, Weinhandl ED, Bakris GL, et al. Hemodiálise intensiva e riscos potenciais com o aumento do tratamento. Am J Kidney Dis 2016;68(5s1):S51-s8.

98.   Kanbay M, Ertuglu LA, Afsar B, et al. Uma revisão actualizada da hipoten_são intradialítica: conceito, factores de risco, implicações clínicas e gestão. Clin Kidney J 2020;13:981-93.

99.   Triposkiadis FK, Butler J, Karayannis G, et al. Eficácia e segurança da dose alta ver_sus dose baixa de furosemida com ou sem infusão de dopamina: o ensaio Dopamina na Insuficiência Cardíaca Aguda Descompensada II (DAD-HF II). Int J Cardiol 2014;172:115-21.

100.   Wan SH, Stevens SR, Borlaug BA, et al. Resposta diferencial à dose baixa de dopa_mina ou dose baixa de nesiritide na insuficiência cardíaca aguda com fração de ejeção reduzida ou preservada: resultados do ensaio ROSE AHF (avaliação de estratégias de otimização renal na insuficiência cardíaca aguda). Circ Heart Fail 2016;9.

101.   Bistola V, Arfaras-Melainis A, Polyzogopoulou E, Ikonomidis I, Parissis J. Ino_tropes na insuficiência cardíaca aguda: das diretrizes ao uso prático: opções terapêuticas e prática clínica. Card Fail Rev 2019;5:133-9.V.

102   Mebazaa A, Nieminen MS, Packer M, et al. Levosimendan vs dobutamine for patients with acute uncompensated heart failure: the SURVIVE Randomized Trial. JAMA 2007;297:1883-91.

103.   Lannemyr L, Ricksten SE, Rundqvist B, et al. Efeitos diferenciais de levosimendan e dobutamina na taxa de filtração glomerular em pacientes com insuficiência cardíaca e insuficiência renal: um ensaio clínico randomizado duplo-cego controlado. J Am Heart Assoc 2018;7: e008455.

104   Teerlink JR, Diaz R, Felker GM, et al. Ativação da miosina cardíaca com omecamtiv mecarbil na insuficiência cardíaca sistólica. N Engl J Med 2021;384:105-16.

105   Gheorghiade M, Konstam MA, Burnett JC, Jr, et al. Short-term clinical effects of tolvaptan, an oral vasopressin antagonist, in patients hospitalized for heart failure: the EVEREST Clinical Status Trials. JAMA 2007;297:1332-43.

106.   Konstam MA, Kiernan M, Chandler A, et al. Efeitos a curto prazo do tolvaptan em pacientes com insuficiência cardíaca aguda e sobrecarga de volume. J Am Coll Cardiol 2017;69:1409-19.

107   Mullens W, Martens P, Testani JM, et al. Renal effects of guideline-directed medical therapies in heart failure: a consensus document from the heart failure association of the european society of cardiology. Eur J Heart Fail 2022;24:603-19.

108   Edner M, Benson L, Dahlströom U, Lund LH. Associação entre o uso de antagonista do sistema renina-angiotensina e mortalidade na insuficiência cardíaca com insuficiência renal grave: um estudo de coorte prospetivo com pontuação de propensão. Eur Heart J 2015;36:2318- 26.

109   Berger AK, Duval S, Manske C, et al. Inibidores da enzima de conversão da angiotensina e bloqueadores dos receptores da angiotensina em doentes com insuficiência cardíaca congestiva e doença renal crónica. Am Heart J 2007;153:1064-73.

110   Yusuf S, Pitt B, Davis CE, Hood WB, Cohn JN. Effect of enalapril on survival in patients with reduced left ventricular ejection fractions and congestive heart failure. N Engl J Med 1991;325:293-302.

111.   Solomon SD, McMurray JJV, Anand IS, et al. Inibição da angiotensina-neprilisina na insuficiência cardíaca com fração de ejeção preservada. N Engl J Med 2019;381:1609- 20.

112   Lee S, Oh J, Kim H, et al. Sacubitril/valsartan em doentes com insuficiência cardíaca com fração de ejeção reduzida com doença renal em fase terminal. ESC Heart Fail 2020;7:1125-9.

113   Bakris GL, Agarwal R, Anker SD, et al. Effect of finerenone on chronic kidney dis_ease outcomes in type II diabetes. N Engl J Med 2020;383:2219-29.

114   Cice G, Ferrara L, D'Andrea A, et al. Carvedilol increases two-year survivalin dialy_sis patients with dilated cardiomyopathy: a prospective, placebo-controlled trial. J Am Coll Cardiol 2003;41:1438-44.

115   Wali RK, Iyengar M, Beck GJ, et al. Eficácia e segurança do carvedilol no tratamento da insuficiência cardíaca com doença renal crónica: uma meta-análise de ensaios aleatórios. Circ Heart Fail 2011;4:18-26.

116. Kotecha D, Gill SK, Flather MD, et al. Impacto da insuficiência renal na eficácia do beta-bloqueador em pacientes com insuficiência cardíaca. J Am Coll Cardiol 2019;74:2893-904.

117 Packer M, Anker SD, Butler J, et al. Resultados cardiovasculares e renais com empa_gliflozin na insuficiência cardíaca. N Engl J Med 2020;383:1413-24.

118 McMurray JJV, Solomon SD, Inzucchi SE, et al. Dapagliflozin em Pacientes com Insuficiência Cardíaca e Fração de Ejeção Reduzida. N Engl J Med 2019;381:1995-2008.

119 Zannad F, Ferreira JP, Pocock SJ, et al. Inibidores SGLT2 em doentes com insuficiência cardíaca com fração de ejeção reduzida: uma meta-análise dos ensaios EMPEROR-Reduced e DAPA-HF. Lancet (Londres, Inglaterra) 2020;396:819-29.

120. Nakhoul GN, Schold JD, Arrigain S, et al. Cardioversores-desfibriladores implantáveis em pacientes com DRC: uma análise de mortalidade por propensão. Clin J Am Soc Nephrol 2015;10:1119-27.

121. Pun PH, Parzynski CS, Friedman DJ, Sanders G, Curtis JP, Al-Khatib SM. Tendências no uso e resultados intra-hospitalares de desfibriladores cardioversores implantáveis subcutâneos em pacientes submetidos à diálise de longo prazo. Clin J Am Soc Nephrol 2020;15:1622-30.

122 Boerrigter G, Costello-Boerrigter LC, Abraham WT, et al. A terapia de ressincronização cardíaca melhora a função renal na insuficiência cardíaca humana com taxa de filtração glomerular reduzida. J Card Fail 2008;14:539-46.

123. Moreira RI, Cunha PS, Rio P, et al. Resposta e resultados da terapia de ressincronização cardíaca em pacientes com disfunção renal. J Interv Card Electrophysiol 2018;51:237-44.

124. Wettersten N, Estrella M, Brambatti M, et al. Função renal após implante de dispositivo de assistência ventricular esquerda: um estudo de coorte observacional. Kidney Med 2021;3:378-85. e1.

125. Yoshioka D, Takayama H, Colombo PC, et al. Alterações na função de órgão final em pacientes com suporte prolongado de dispositivo de assistência ventricular esquerda de fluxo contínuo. Ann Thorac Surg 2017;103:717-24.

126 Labban B, Arora N, Restaino S, Markowitz G, Valeri A, Radhakrishnan J. The role of kidney biopsy in heart transplant candidates with kidney disease. Transplantation 2010;89:887–93.

127. Bane O, Hectors SJ, Gordic S, et al. A ressonância magnética multiparamétrica mostra resultados promissores para avaliar a disfunção do transplante renal com fibrose. Kidney Int 2020;97:414-20.

128. de Mattos AM, Siedlecki A, Gaston RS, et al. Systolic dysfunction portends increased mortality among those waiting for renal transplant. J Am Soc Nephrol 2008;19:1191-6.

129 Wali RK, Wang GS, Gottlieb SS, et al. Effect of kidney transplantation on left ven_tricular systolic dysfunction and congestive heart failure in patients with end-stage renal disease. J Am Coll Cardiol 2005;45:1051-60.

130 Hawwa N, Shrestha K, Hammadah M, Yeo PSD, Fatica R, Tang WHW. Remodelação reversa e prognóstico após transplante renal em pacientes contemporâneos com disfunção cardíaca. J Am Coll Cardiol 2015;66:1779-87.

131 Kumar A, Bonnell LN, Thomas CP. Impacto da mudança da função renal, enquanto espera por um transplante de coração, na mortalidade pós-transplante e no desenvolvimento de doença renal em estágio terminal. Transpl Int 2021;34:1044-51.

132 Gill J, Shah T, Hristea I, et al. Outcomes of simultaneous heart-kidney transplant in the US: a retrospective analysis using OPTN/UNOS data. Am J Transplant 2009;9:844-52.

133. Awad MA, Czer LSC, Emerson D, et al. Transplante combinado de coração e rim: experiência clínica em 100 pacientes consecutivos. J Am Heart Assoc 2019;8:e010570.

134 Melvinsdottir I, Foley DP, Hess T, et al. Transplante de coração e rim: devem ser combinados ou subsequentes? ESC Heart Fail 2020;7:2734-43.

135. Hedayati SS, Jiang W, O'Connor CM, et al. The association between depression and chronic kidney disease and mortality among patients hospitalized with congestive heart failure. Am J Kidney Dis 2004;44:207-15.

136 Diop MS, Rudolph JL, Zimmerman KM, Richter MA, Skarf LM. Intervenções de cuidados paliativos para pacientes com insuficiência cardíaca: uma revisão sistemática e meta-análise. J Palliat Med 2017;20:84-92.

Resumo

A insuficiência renal é detectada em mais de um terço dos doentes com insuficiência cardíaca. A combinação destas duas condições tem um mau prognóstico, uma vez que altera frequentemente a estratégia terapêutica recomendada para os doentes com insuficiência cardíaca e aumenta os danos progressivos em ambos os órgãos. O rim desempenha um papel importante na fisiopatologia da insuficiência cardíaca, sofrendo as consequências progressivas das causas mais comuns de insuficiência cardíaca: disfunção ventricular, aterosclerose, hipertensão arterial e diabetes. Uma vez que estes doentes que sofrem de insuficiência renal e de insuficiência cardíaca são frequentemente excluídos dos ensaios controlados, pouco se sabe sobre o seu tratamento ideal e os medicamentos recomendados. A síndrome "cardio-renal" é um tema de atualidade, com vários estudos que salientam a sua frequência crescente e as suas implicações terapêuticas. Pode ter consequências nefastas porque exacerba os efeitos da estimulação neuro-hormonal, da inflamação, do stress oxidativo e da disfunção endotelial sobre a estrutura do miocárdio, dos vasos e dos rins. Apela a uma colaboração estreita entre cardiologistas e nefrologistas e incentiva a realização de estudos prospectivos.

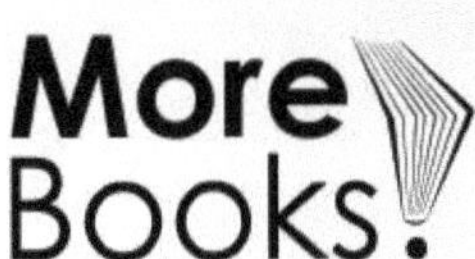

More
Books!

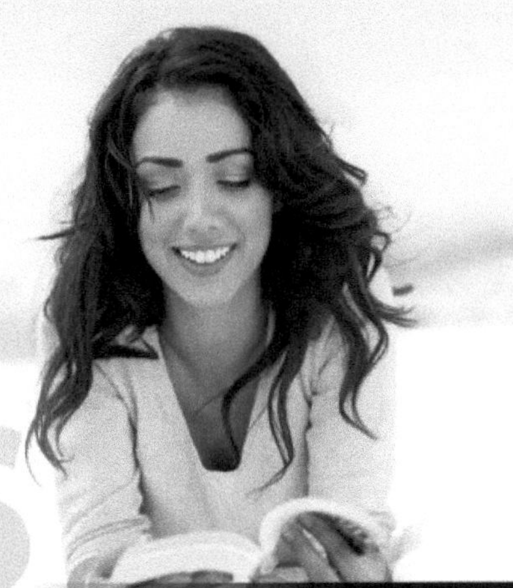

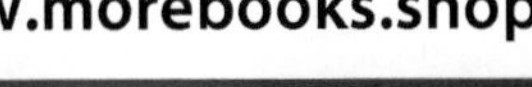

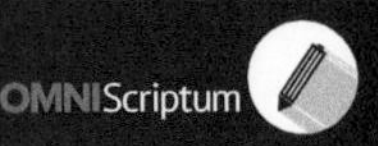

OMNIScriptum

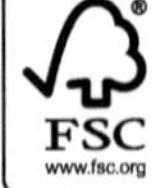

Printed by Books on Demand GmbH, Norderstedt / Germany